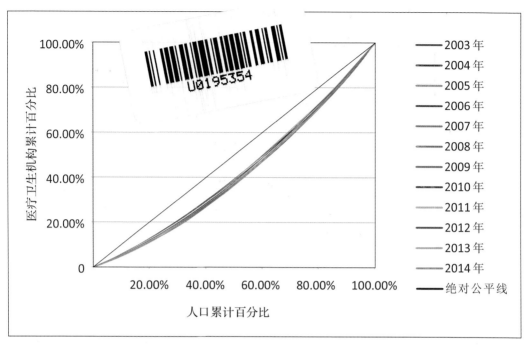

图 4-1　各省2003—2014年医疗卫生机构人口分布洛伦兹曲线

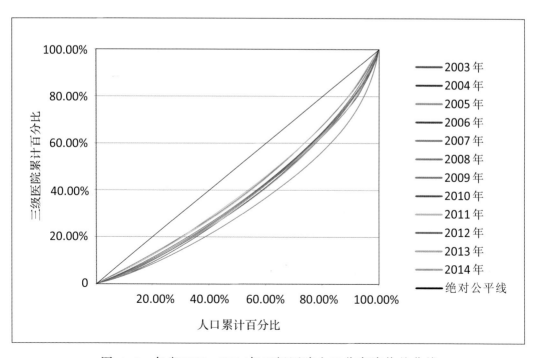

图 4-2　各省2003—2014年三级医院人口分布洛伦兹曲线

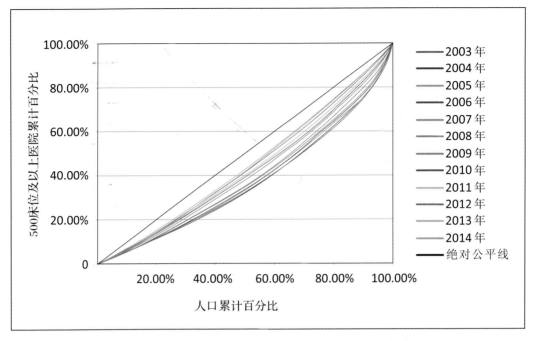

图 4-3　各省2003—2014年500床位及以上医院人口分布洛伦兹曲线

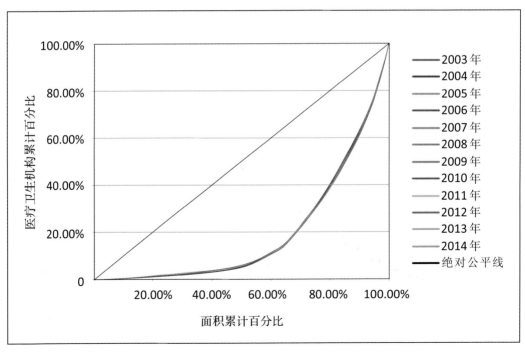

图 4-6　各省2003—2014年医疗卫生机构面积分布洛伦兹曲线

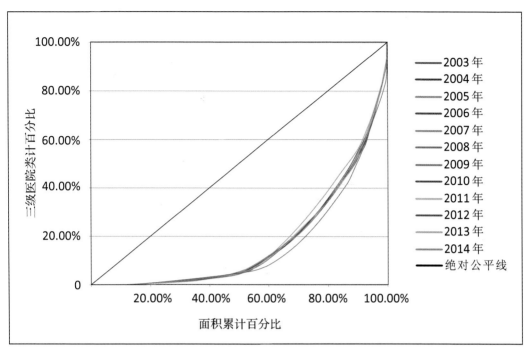

图 4-7　各省2003—2014年三级医院面积分布洛伦兹曲线

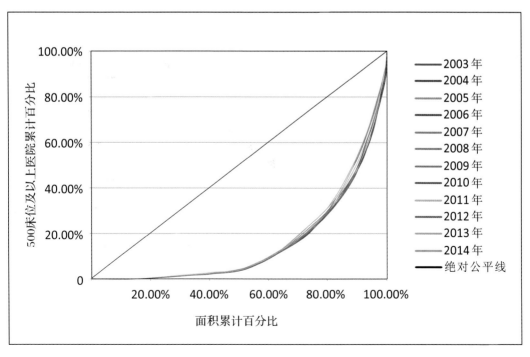

图 4-8　各省2003—2014年500床位及以上医院面积分布洛伦兹曲线

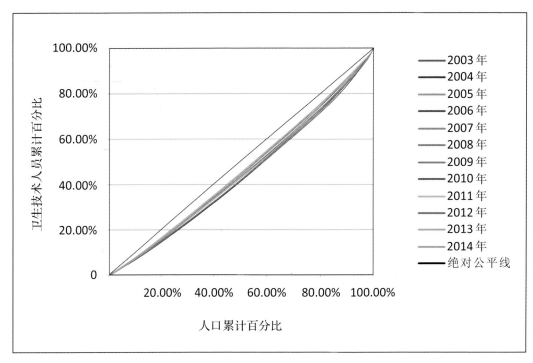

图 4-11　各省2003—2014年卫生技术人员人口分布洛伦兹曲线

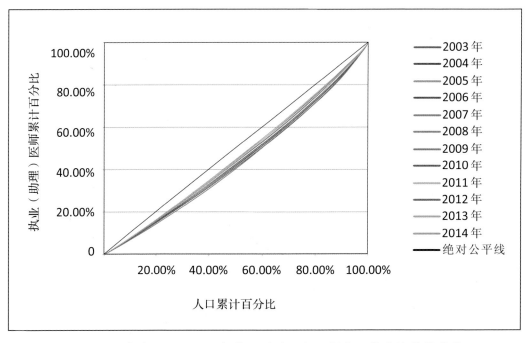

图 4-12　各省2003—2014年执业（助理）医师人口分布洛伦兹曲线

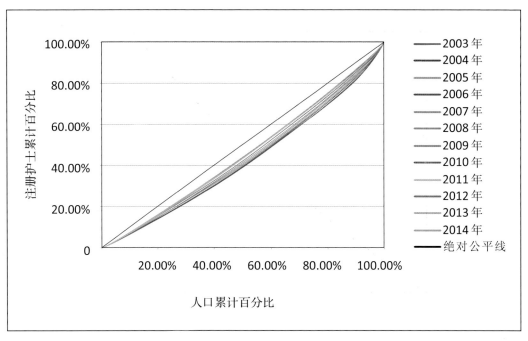

图 4-13　各省2003—2014年注册护士人口分布洛伦兹曲线

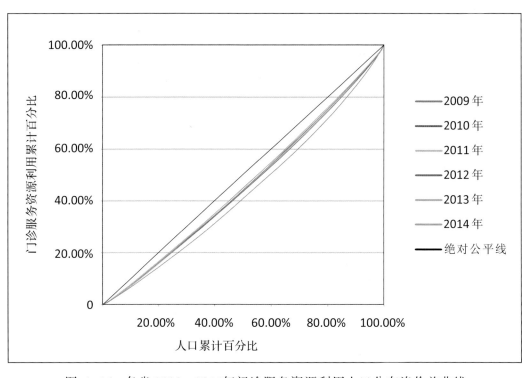

图 4-16　各省2009—2014年门诊服务资源利用人口分布洛伦兹曲线

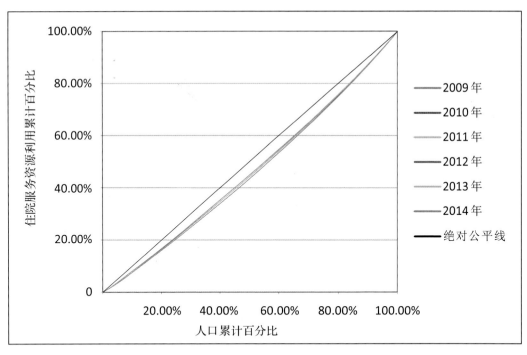

图 4-17　各省2009—2014年住院服务资源利用人口分布洛伦兹曲线

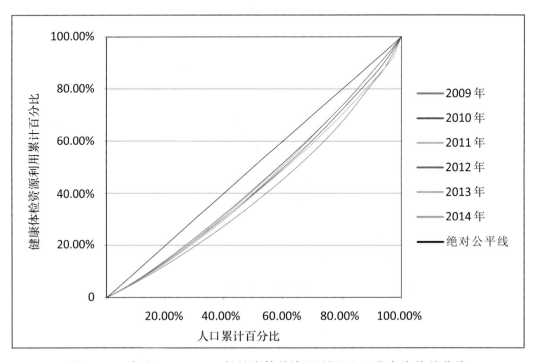

图 4-18　各省2009—2014年健康体检资源利用人口分布洛伦兹曲线

中国卫生资源配置效率及公平性问题研究

白思敏 著

（本书由陕西中医药大学中医药健康与决策创新团队（2019—PY04）资助出版）

西北工业大学出版社

西 安

图书在版编目(CIP)数据

中国卫生资源配置效率及公平性问题研究/白思敏
著. —西安:西北工业大学出版社,2019.10
ISBN 978 - 7 - 5612 - 6678 - 6

Ⅰ.①中… Ⅱ.①白… Ⅲ.①卫生工作-资源配置-
研究-中国 Ⅳ.①R199.2

中国版本图书馆 CIP 数据核字(2019)第 249824 号

Zhongguo Weisheng Ziyuan Peizhi Xiaolü Ji Gongpingxing Wenti Yanjiu
中国卫生资源配置效率及公平性问题研究

责任编辑:李文乾	**策划编辑:**张　晖
责任校对:雷　鹏	**装帧设计:**李　飞

出版发行:西北工业大学出版社
通信地址:西安市友谊西路 127 号　　邮编:710072
电　　话:(029)88491757,88493844
网　　址:www.nwpup.com
印　刷　者:陕西向阳印务有限公司
开　　本:710 mm×1 000 mm　　1/16
印　　张:12.25
字　　数:220 千字　　插页:6
版　　次:2019 年 10 月第 1 版　　2019 年 10 月第 1 次印刷
定　　价:56.00 元

如有印装问题请与出版社联系调换

前　　言

　　提高人类健康水平,实现健康公平是世界发展的共识,是社会进步的标准。1978 年《阿拉木图宣言》提出"人人健康",2000 年联合国大会提出"健康是一项基本权利",2015 年联合国大会提出促进健康公平将是未来 15 年全球卫生工作的目标之一。卫生资源配置公平与效率是实现健康促进与健康公平的基础条件和必要条件。卫生资源配置公平与效率一直是卫生领域研究的热点问题,也是一个世界性难题。因此,有关卫生资源配置公平与效率问题的研究就显得迫切和意义重大,对于我国来说,更是如此。首先,我国卫生领域各省之间、城乡之间的卫生资源配置、健康水平的差异明显,卫生资源配置整体效率不高。其次,慢性病形势、老龄化问题、生态环境恶化从全世界来看都是非常严峻的,我国也不例外。最后,中国卫生资源配置公平与效率问题涉及世界接近五分之一人口的健康水平和公平问题。而且,信息技术的不断发展和日益深化,对卫生领域的生产和消费产生了巨大的影响,为解决卫生资源配置公平与效率问题提供了更多的可能方法和模式。我国自 1950 年以来进行的医疗卫生改革都是围绕改善公平、提高效率进行的,2009 年以后新一轮的卫生资源配置改革与实践更全面、更深刻,同时对卫生信息化解决卫生领域问题的重要地位、作用以及其推进的方法和内容都做出了明确的规划。

　　本书基本思路如下:梳理国内外卫生资源配置公平与效率的研究后,发现深入而并重研究卫生资源配置公平与效率的研究较少见,即探讨二者均衡关系的研究很少。通过回顾公平与效率的相关理论,并在相关理论和研究综述的基础上,探讨卫生资源配置公平与效率理论,从而构建理论框架,界定相关概念。关于我国卫生资源配置改革历程,本书分析不同阶段我国政府对卫生资源配置公平与效率关系的观点以及存在的问题和原因,特别从实证的角度分析了 2003 年以来全国宏观层面和城乡之间卫生资源配置的发展状况。根据本书提出的卫生资源配置公平和效率的内涵,综合利用定量分析方法从实证的角度分析我国2003—2014 年卫生资源配置公平性程度、效率水平及其变动的趋势。尝试探讨二者均衡的可能性、必要性和均衡特征,并结合公平与效率实证分析结果提出当前二者均衡的路径。通过文献研究与理论分析,认为卫生信息化是促进我国卫生资源配置公平与效率并有利于二者均衡的新机制。结合实证分析结果和理论分析结果,提出我国卫生资源配置公平与效率均衡发展的对策建议。

本书的主要内容和结论如下:

第一,回顾卫生资源配置历程,分析在卫生资源配置改革的不同阶段公平与效率的关系,从实证角度分析了全国层面和城乡视角的卫生资源配置发展状况。

第二,利用洛伦兹曲线、基尼系数、泰尔指数和不平等斜率指数等方法,从机会公平、利用公平、结果公平三个层面,对我国2003—2014年卫生资源配置公平变动趋势进行分析。我国卫生资源配置公平性整体趋势是不断改善的,而且从量的方面看已经实现较好的公平程度。

第三,利用DEA超效率模型和马姆奎斯特(Malmquist)指数理论分析我国2009—2014年卫生资源配置效率。我国卫生资源配置效率呈上升趋势,但上升速度缓慢,整体效率水平较低。效率上升主要是纯技术效率带来的,规模效率是我国生产效率提升的瓶颈,技术创新是卫生资源配置效率的重要动力。

第四,尝试探讨卫生资源配置公平与效率均衡发展的可能性、必要性及失衡的影响机制,提出卫生资源配置公平与效率均衡的特征:社会心理承受能力是均衡的边界,公平与效率在必然性的基础上分别均衡,均衡的合理区间受资源的约束,均衡落脚点是机会公平。

第五,结合卫生资源配置公平与效率的实证结果分析当前我国卫生资源配置公平与效率存在的问题,之后将存在的问题与二者均衡的理论结合,提出当前我国卫生资源配置公平与效率的均衡路径:①形成公平与效率内涵共识,减少制度改革的阻力;②提高信息的完全性和透明性,完善和改进政府与市场的混合机制;③以健康促进为根本目标、以机会目标为落脚点,提高卫生资源配置效率;④通过技术创新、服务创新、管理创新使生产前沿面外移,突破一定的资源限制;⑤进一步缩小省内、城乡之间的资源配置公平与效率的差距。

第六,卫生信息化是我国当前实现卫生资源配置公平与效率均衡的新机制,同时卫生信息化发挥作用是有前提和保障的。随着卫生信息化的逐渐推进,需要重新认识卫生信息化属性,政府应该对具有公共产品或外部性属性的卫生信息化项目加大投入力度。

第七,基于以上分析结果与结论,提出我国当前卫生资源配置公平与效率均衡发展的对策建议:①处理好基本公共卫生服务一般性和特殊性问题;②积极推进远程医疗,突破卫生资源配置的空间局限;③逐步统筹三类社会基本医疗保险,向三者合一方向发展;④提高卫生服务市场信息透明度,改善信息不对称状况;⑤推行分级诊疗制度,优化医疗机构功能结构;⑥完善医生多点执业制度,建立科学合理的激励机制;⑦积极改革基本医疗保险支付制度,提高卫生资源利用效率;⑧提高基层医疗机构卫生技术人员专业水平。

白思敏

2019 年 5 月

目　　录

第1章 绪 论

1.1 研究背景与意义

1.1.1 研究背景

自改革开放以来,中国经济增长取得突出成就,2009 年中国国内生产总值 (GDP)排名就已是世界第二,中国居民的生活水平有了极大的提高。随着中国经济不断地增长,中国卫生事业发展突飞猛进。从卫生资源的数量来看,1980—2014 年期间,卫生人员总量从 735.54 万人增长到 1 023.42 万人,增长了 39.14%,每千人口卫生技术人员数从 2.85 人增长到 5.56 人,增长了 95.09%;病床数从 218.44 万张增长到 660.12 万张,增长了 202.2%,每千人口床位数从 2.02 张增长到 4.85 张,增长了 140.09%;卫生总费用从 143.24 亿元增长到 35 312.4亿元,按居民消费价格指数(1978 为参照年,1980 年为 116.8,2014 年为 1 576.6)剔除通胀因素,卫生总费用增长了 1 726.35%,人均卫生总费用从 14.5 元增长到 2 581.7 元,增长了 1 219.04%。从卫生资源的利用情况来看, 2002—2014 年,医疗卫生机构总诊疗人次数从 214 524.8 万人次增长到 760 186.6万人次,增长了 254.36%;1980—2014 年,入院人数从 2 247 万人增长到 16 234 万人,增长了 622.47%。从卫生资源对居民健康改善的结果来看, 1991—2014 年,中国监测地区 5 岁以下儿童死亡率从 61‰下降到 11.7‰,中国监测地区孕产妇死亡率从 10 万分之 80 下降到 10 万分之 20.7;1981—2010 年, 期望寿命从 67.9 岁增长到 74.8 岁。①

虽然中国卫生事业整体发展水平极大提高,但是中国卫生事业发展水平在各省之间和城乡之间差异明显。从卫生资源拥有情况来看,2014 年每千人口卫生技术人员数,最高省份北京市(9.91)是最低省份西藏自治区(4.05)的 2.45 倍,城市(9.7)是农村(3.77)的 2.57 倍;每千人口病床数,最高省份新疆维吾尔自治区(6.22)是西藏自治区(3.75)的 1.66 倍,城市(7.84)是农村(3.54)的

① 数据来自《2015 中国卫生和计划生育统计年鉴》和《2002 中国卫生统计年鉴》。

1

2.21倍。从资源消耗情况来看,2013年人均卫生总费用,最高省份北京市(6 337元)是最低省份贵州省(1 577元)的4.02倍,城市(3 234元)是农村(1 274元)的2.54倍。从健康状况来看,2014年,城市5岁及以下儿童死亡率是5.9‰,农村是14.2‰;城市孕产妇死亡率是10万分之20.5,农村是10万分之22.2。从地区间差异来看,2014年,孕产妇死亡率最低地区江苏省是10万分之1.9,最高地区西藏自治区是10万分之108.9;2010年预期寿命最长地区上海市是80.26岁,最短地区西藏自治区是68.17岁。①

"看病难、看病贵"在2006年跃升为第一位的社会问题,时至今日仍然是民众关注的重大社会问题。医疗资源配置不均衡、不合理是看病难的根本原因,优质卫生资源主要集中在大城市的大医院,相对于疑难重症患者是非常稀缺的资源,常常较难获得。常见病患者也倾向选择优质卫生资源,造成大医院人满为患,专家门诊"一号难求"。政府投入不足、卫生机构运营成本偏高是看病贵的根本原因,医疗服务专业性和信息严重不对称造成监管不力或无效也是医疗费用上涨迅速的原因。"看病难、看病贵"会进一步引发了因病致贫、因病返贫的社会问题。尽管我国社会医疗保障制度的不断完善,对因病致贫、因病返贫的社会问题有一定的缓解,但作用有限。看病难、看病贵与因病致贫、因病返贫社会问题会加剧卫生资源配置的不公平,最终加剧健康的不公平。

中国卫生资源配置效率不高,地区间差异明显是中国卫生事业面临的又一问题。中国老龄化问题、慢性病及其危险因素的严峻形势会使卫生资源配置效率问题更加突出。中国各地区之间卫生资源配置的技术效率东部地区高于西部地区,西部地区又高于中部地区;卫生资源配置的规模效率是西部地区高于中部地区,中部地区又高于东部,大多数省份的纯技术效率和规模效率不高,各省份的技术效率普遍没有得到充分的发挥,东部地区卫生资源的投入存在规模不经济现象[1]。

截至2014年年末,我国60周岁及以上人口数为2.12亿人,占总人口比例为15.5%;65周岁及以上人口数为1.38亿人,占比10.1%,首次突破10%。人口老龄化呈现以下特点:老年人口规模大且发展速度快,目前我国成为全球唯一一个老年人口上亿的国家;高龄化现象显著,1990—2010年80岁以上高龄老年人口年平均增长速度为4.1%,高于世界平均水平和发达国家平均水平;人口老龄化与经济发展不同步,呈现"未富先老"的特征;人口老龄化发展不均衡,农村人口老龄化程度始终高于城镇,人口老龄化呈现出东部地区逐渐放缓,而伴随中西部劳动人口向东部流动,中西部地区呈现不断加速的态势;失能老年人口数量

---

① 数据来自《2015中国卫生和计划生育统计年鉴》。

较多,我国部分失能和完全失能的老年人口已高达 3 750 万人,给养老、护理等工作带来巨大压力①。2014 年全国出院人数中,60 岁以上的患者占 35.6%②。随着年龄的增长,患病的风险越来越大,人口老龄化导致疾病患病率升高,带来庞大的照料需求,老年人健康医疗的人均支出是年轻人和中年人的 6～8 倍[2]。中国人口老龄化问题导致的卫生服务需求迅速增加将是卫生事业的巨大挑战。

随着人类疾病谱的改变,非传染性疾病(慢性病)成为人类健康的第一敌人。2000 年,世界卫生组织就制定了《预防和控制非传染性疾病的全球策略》,世界卫生组织资料显示,2008 年全球死亡人口中 63.3% 死于非传染性疾病,而中国这一数据是 83.3%。中国非传染性疾病的形势在进一步恶化,2012 年中国死亡人口中 86.6% 死于非传染性疾病③。根据国际经验,慢性病是可以控制和预防的,并且防控措施是明确的。然而,根据 2012 年中国居民的慢性病危险因素的数据来看,中国公共卫生中的慢性病防控工作很艰巨④。

除了人口老龄化、慢性病是卫生事业的巨大挑战,环境污染、工作与生活的快节奏和压力都会影响人们的健康,使卫生服务需求增加。总之,要应对这些挑战,必须改善卫生资源配置的公平性,提高卫生资源配置宏观效率,从而促进健康公平与健康生产效率。

人类社会的每次飞跃发展,都是在新技术革命推动下发生的。世界信息革命正在发生,从工业经济到信息经济,信息化已处于成为推动世界经济和社会发展的关键因素以及人类进步的新标志。信息技术的发展,不仅提高了人们的工作和生活效率,也改变了人们的生产和生活方式,甚至影响着人与人之间的社会关系以及社会结构。从 1995 年 9 月 28 日中国共产党第十四届中央委员会第五次全体会议通过的《国民经济和社会发展第九个五年计划》[3]中首次出现"信息化",到 2001 年 3 月 15 日第九届全国人民代表大会第四次会议批准的《国民经济和社会发展第十个五年计划纲要》[4]全文中"信息化"出现 12 次,再到 2006 年 3 月 10 日由中共中央办公厅、国务院办公厅共同发布的《2006—2020 年国家信息化发展战略》[5](中办发〔2006〕11 号),以及 2013 年 10 月 24 日工业和信息化部发布的《信息化发展规划》[6](工信部规〔2013〕362 号),可以看出信息化已处

---

① 数据来自《中国社会发展蓝皮书(2014)》。

② 数据来自《2015 中国卫生和计划生育统计年鉴》。

③ 数据来自《2015 年中国慢性病与营养情况报告》。

④ 根据《2015 年中国慢性病与营养情况报告》,2012 年中国居民人均每天盐摄入量是 10.5 g,世界卫生组织推荐是 5 g;成年人超重及肥胖率 42%,儿童青少年超重及肥胖率 16%;15 岁以上吸烟率 28.1%,其中男性吸烟率高达 52.9%,非吸烟者暴露于二手烟比例为 72.4%;饮酒中有害饮酒比例为 9.3%;成人经常锻炼率为 18.7%。

于我国全面发展的重要战略层面。

在全国信息化建设的浪潮中,卫生信息化受国家的重视程度越来越高,这是因为卫生信息化对卫生事业的可持续发展、对人民健康的促进发挥着关键作用。2003年3月卫生部发布了《全国卫生信息化发展规划纲要(2003—2010年)》[7],提出在这一时期将通过进一步重点加强公共卫生信息系统建设,加速推进信息技术在医疗服务、预防保健、卫生监督、科研教育等卫生领域的广泛应用,建立适应卫生改革和发展要求,高效便捷,服务于政府、社会和居民的卫生信息化体系。到2010年,卫生信息化建设的目标是:建立起功能比较完备、标准统一规范、系统安全可靠,与卫生改革与发展相适应的卫生信息化体系,经济发达地区卫生信息化建设和信息技术应用达到中等发达国家水平,其余地区卫生信息化建设要处于发展中国家的前列。2006年3月的《2006—2020年国家信息化发展战略》专门对卫生行业的信息化提出了加快发展的要求,并对其发展目标、格局也进行了具体的阐述。2012年10月8日国务院印发了《卫生事业"十二五"规划的通知》[8](国发〔2012〕57号)提出推进医药卫生信息化建设。2015年3月国务院办公厅印发的《全国医疗卫生服务体系规划纲要(2015—2020年)》[9]中将卫生信息化作为信息资源,专门用一节的内容阐述其配置。

卫生领域正在经历着信息技术的变革,医药卫生信息化已经成为世界潮流,美英等发达国家和许多发展中国家都致力于通过卫生信息化改革医药卫生体系。卫生信息化可以促进卫生资源配置公平与效率,但是如何更好地发挥作用还需要进一步研究。

1.1.2 研究目的和意义

社会发展至今,交通工具不断发展,交流工具与交流方式日新月异,使人们行动范围和视野不断扩大,理解和解决许多问题需要从更大范围和更广的视角去考虑,维护和促进人类健康同样如此。当某个国家出现新型传染病毒时,其他国家的居民也有可能被传染,所有国家都会采取积极的防控措施。当然每个国家为了防止各类传染病的发生和传播,都在投入大量的资源进行预防控制。在卫生领域,世界各国之间的资助、协助、帮助、交流、学习是非常常见,甚至是频繁的。

我国既是人口大国又是面积大国,31个省(直辖市、自治区)在自然环境、社会环境和经济水平等方面都有明显差异,特别是经济发展水平。卫生事业发展与经济水平有紧密联系,如果卫生事业发展的视野仅仅只局限于辖区内,那么,这既不符合社会发展的趋势,也不符合国家整体概念内涵的要求。国家卫生事业的发展需要全球视野,各省卫生事业的发展至少要从全国视野来布局和开展,这不仅仅是人类伦理道德的要求,也是我国社会主义制度内涵的要求。同时,各省从全国视野部署和发展卫生事业对于各省的经济社会共同发展有巨大意义,一方面人口健康资本的增加有利于经济发展和人口效用提升,另一方面卫生事业还具有基础设施的特点,当各省之间的卫生事业发展水平差别不大时,有利于人才的流动,为经济落后区域的发展注入助推剂。我国卫生事业发展水平在各省之间、城乡之间有较大差异,从省际和城乡视角研究卫生资源配置问题是非常必要的。卫生资源配置公平与效率问题是卫生领域的核心问题,我国自 20 世纪50 年代后在卫生领域进行的改革就是试图解决卫生资源配置公平与效率的问题。由此可见,从省际和城乡视角研究卫生资源配置公平与效率问题非常有必要。

本书从实证角度评价我国各省、城乡卫生资源配置公平与效率的程度,分析存在的问题;从理论角度分析卫生资源配置公平与效率均衡的必然性、偏离机制以及均衡的特征。结合实证分析和理论分析的结果,尝试探讨二者结合的最佳路径。进而将最佳路径与卫生信息化结合,探讨通过卫生信息化如何实现二者均衡的最佳路径,并对卫生信息化发挥作用的前提和保障进行了分析。通过本研究首先可以在一定程度上评价我国新一轮医疗改革的成效,揭示下一步关于改善公平、提高效率的着力点,为国家和省际的政策制定者提供一定的依据。其次,为卫生领域实践者和学者提供一种对公平与效率关系的新认识以及二者均衡路径分析,有利于他们进一步对卫生资源配置公平与效率问题理性思考并对实践工作有一定的指导作用。最后,对均衡路径与卫生信息化的结合进行分析,为卫生领域实践者和学者提供认识卫生信息化的新角度,其实就是将卫生领域核心问题与技术创新相结合,这样人们不断增长的卫生服务需求才能被有效解决,当卫生事业面对日益严峻的环境问题、老龄化问题、慢性病问题时,才可能可持续发展。

1.2　卫生资源配置研究进展

1.2.1　国外卫生资源配置研究进展

1977 年世界卫生组织发出倡议:"各国政府应努力使公民享受健康。"1978年的《阿拉木图宣言》提出:"通过科学的技术和合理的方法,在国家和社会可负担的成本范围内,通过社会成员和家庭的广泛参与,实现人人健康的目标。""人人健康"成为国家卫生政策的激励框架。要实现"人人健康"的目标,卫生资源配置的公平与效率是前提和基础。2000 年,世界卫生组织在《世界卫生报告》中指出:从全球来看,医疗卫生资源配置问题的不公平、不合理是一个普遍存在的问题。基于维护人的基本权利——健康公平权的需要,国内外在医疗卫生资源配置问题的研究上都提出和取得了卓有成效的研究成果。

20世纪70年代初期国外就已开始关注和研究卫生资源配置问题,前30年的研究主要探讨卫生资源配置的公平性与卫生服务提供之间的关系、卫生资源配置的伦理学问题、医生在卫生资源合理配置的作用等问题。最近十几年,除了之前关注的问题,更多的研究转向卫生资源配置的经济学研究,特别是经济效益评价对提高卫生资源配置效率方面。

(1)卫生资源配置理论

卫生资源配置依据一般有三种。第一种,依据服务供给水平配置卫生资源,是计划经济体制下典型的卫生资源配置方式,该方式以供给能力和规模为配置依据;第二种,以健康需要为依据,强调"具有相同健康需要的人群应具有相同的卫生服务";第三种,以医疗卫生需求为依据,以人群实际利用的医疗服务量反映需求,强调资源利用效率[10-11]。从效率、公平与稳定性来看,按供给配置,稳定性好,但效率与公平性低;按需要配置,公平性与稳定性好,但效率不高;按利用配置,效率高,但稳定性和公平性差。三种配置依据都存在不足。总体配置原则是:控制总体规模,盘活资源存量。总体配置依据卫生资源"真实需求""合理利用"与"标准供给"的动态均衡:①外生性要素资源,按需要配置总量,按配置效率配置宏观结构,按技术效率配置微观比例;②内生性组合资源,按效率配置总量,按集约程度配置结构[12]。

(2)卫生资源配置公平性

1)公平性内涵研究

如何公平地配置卫生资源是一个世界性难题。关于公平的界定,不同的国家、不同的学者都有不同的理解,皆缘于不同的价值判断;还有公平的测量是困难的,不同的公平定义蕴含了不同的公平测量方向。通常公平被解释为"平等的人均卫生支出""平等的人均卫生投入""同等的卫生服务需要有获得同等卫生服务的机会""同等的卫生服务需要同等地利用卫生服务""平等的健康"[13]。每种公平的理解在其测量和实施时都有其优点和困难。其中"平等的健康"因学者认为其不现实,而受到广泛批评,因为影响健康的因素是复杂多样的,比如遗传因素和对健康有利的资源可及性的长期差异。虽然有些学者认为[14],所有健康公平的终极目标是健康平等,但是也有一些学者[15]提出了"平等的可及性"或"同等的卫生服务需要有平等的卫生服务可及性"。虽然"可及性"是一个多维度的概念并且难以测量,但许多国家都根据"平等的可及性"进行卫生资源的配置和卫生服务的提供,以此来实现公平性[16-18]。

"人人健康",实现健康公平,卫生资源配置的公平性则是至关重要的。发达国家与发展中国家的研究结果表明:卫生资源配置的不公平是健康不公平的主要原因。Mooney G[19](2000)研究澳大利亚非原住民和原住民的健康差异发现,他们的医疗卫生总支出相差不多,但原住民的预期寿命比非原住民的预期寿命短了近 20 年,说明健康公平与医疗卫生资源配置公平密切相关。Castro-lealf 等[20](2000)的研究发现,不公平地享有医疗卫生资源,造成了健康结果的不公平。近年来许多国家政策的制定者越来越关注本国卫生资源配置的公平性,并努力纠正内部和区域之间的不平等现象。

2)公平性评价研究

在医疗卫生资源配置中,关于如何在空间上合理配置卫生机构的数量以满足患者的医疗需求的问题,国外学者也有较多的研究。Calvo A B[21]等(1973)和 Mohan J[22](1983)较早地进行了医院位置确定策略的研究,并且 Mohan J 构建了模型。Schweikhart S B 等[23](1993)考虑地理和医疗服务的可及性,构建了最优医疗结构配置模型。Branas C C 等[24](2000)构建了医院的外伤救治和救护车最优配置模型。Harper P R 等[25](2005)构建了血库的最优配置模型。Ndiaye M 等[26](2008)研究对于游牧人口,卫生机构如何配置的问题,并构建模型。Murawskia L 等[27](2009)研究如何提高农村地区卫生服务可及性,利用整数规划理论构建改善可及性问题的覆盖最大化模型,进行卫生机构的合理配置。

Brown M C[28](1994)研究基尼系数如何用于经济空间模型,这一模型用于预测在激烈的市场竞争中卫生保健从业人员最有可能的配置。Chang R K 等[29](1997)利用基尼系数和洛仑兹曲线分析美国 50 个州儿科医生空间配置的公平性。Theodorakis P N 等[30](2006)利用基尼系数和洛仑兹曲线评价阿尔巴尼亚全科医生配置的公平性。Bidgoli H H 等[31](2011)运用洛仑兹曲线和基尼系数评价关于交通伤害的院前急救卫生资源的配置公平性。除了洛仑兹曲线和基尼系数外,学者也探寻新的研究方法来公平地配置医疗卫生资源。Jarman B[32](1984)通过卫生统计资料和相应区域的社会条件建立弱势面积指数,作为资源配置的依据。Syama S S 等[33](2010)构建非营利卫生机构的配置和服务分配的模型。Mitropoulosa P 等[34](2013)利用数据包络法和整数规划方法构建根据卫生机构的效率确定卫生机构位置和服务分配的模型。

Phillimore P 等[35](1994)以死亡率作为健康指标,运用包括失业、汽车产权、房屋产权、人均住宅面积四方面的物质剥夺指数评价健康的公平性。Asante A D 等[36](2006)和 Dolivo M 等[37](2000)运用剥夺指数法对南非及其地区间的医疗卫生资源配置公平性进行了分析与评价,研究表明卫生资源配置的不公平程度农村高于城市,偏远地区农村的不公平程度更加严重。

(3)卫生资源配置效率

1)效率内涵研究

许多国家,特别是发达国家,不断提高卫生资源配置效率是其主要工作目标。随着技术创新、人口老龄化、公共卫生支出不断增加以及人们对健康的期望越来越高,这一工作目标显得越来越紧迫[38]。Hollingsworth B 等[39](1999)分析了卫生资源的效率内涵以及利用非参数数据包络法评价了卫生资源配置效率。Hollingsworth B 等除了认同效率是"在生产中资源的最佳利用"这一最为普遍的经济学概念,还根据 Farrell 观点提出了技术效率和配置效率。技术效率是资源投入一定的情况下产出最大,或者生产一个给定的产出用最少数量的投入,如果一个机构的技术效率有效,那么它处于生产前沿面。配置效率是指在资源价格一定的情况下,投入组合实现了最小成本,或者说在产出价格一定的情况下,产出组合实现了最大收益。如果技术效率与配置效率同时有效,表明该机构在成本(或收益)前沿面上。他们对这两种效率进行了数学证明,以及探讨使用数据包络法如何实现效率的评价。之后他们还研究了参数方法评价卫生资源配置效率[40]。

2)效率评价研究

卫生资源配置效率评价方法可以从两个方面来划分[41]:①是参数方法还是非参数方法;②是确定性的方法还是随机的方法。参数方法和非参数方法没有优劣之分,至少到目前没有经验数据支撑。非参数确定性的方法,例如数据包络法(DEA),越来越多地用于卫生领域效率的评价。此外还有,参数确定性方法,如修正的普通最小二乘法(COLS);参数随机性方法,如随机前沿分析(SFA);非参数随机性方法,如随机数据包络法(Stochastic DEA)。

卫生资源配置效率评价研究较多,初级卫生保健资源配置的效率问题和医院资源配置的效率问题学者关注得较多。Pelone F 等(2015)利用系统评估的方法对使用数据包络法评价初级卫生保健资源配置效率的文献进行了研究,发现大部分研究都是横断面研究,只有少数研究考虑了一些具有弹性变化的因素对效率的影响。这些研究显示初级卫生保健资源配置效率比较低,有很大的提升空间。Kiadaliri A A 等[42](2013)对伊朗医院效率评价的文献进行系统评估,并进行 Meta 回归分析,发现医院效率评价得分受所选择的评价方法影响,这些影响可能源于方法本身的缺陷以及各个医院的卫生服务质量差异。

对卫生资源配置中成本和效益的关系,国外学者做了大量的研究。Sendi 等[43](2003)研究发现几乎所有资源分配计划在实际执行时都会超出预算,致使一些方案被取消,必须在做计划时能考虑所有的成本和医疗福利的潜在变化,并确定调整方案,以便最大限度地减少预期利益的损失。研究还构建了满足预算支出概率条件下的资源配置优化模型[44]。Leung 等[45]（2007）构建了以健康最大化为目标函数的资源配置优化模型,发现信息的完善,会减少健康的效益和成本的不确定性,而不会影响医疗卫生资源的成本和效益之间的变化。Claire McKennaa 等[46]（2010）构建了二阶段基于成本效益的医疗卫生资源配置模型,当第一阶段出现赤字时,第二阶段实行补救,所采取的补救措施确保严格满足预算,在预算内实现效益最大化。

1.2.2　国内卫生资源配置研究进展

国内学者对卫生资源配置问题研究,相对国外研究起步较晚,开始于 20 世纪 80 年代末期。较早开始的是卫生资源配置的内涵、遵循的原则、配置方式的探讨,到 20 世纪 90 年代后期开始出现较多的关于卫生资源配置测算方法及卫生资源配置标准的研究,研究的目的是通过提高卫生资源配置的合理性来提高其利用效率,从而改善居民健康水平;之后学者开始探讨卫生资源配置的公平与效率的内涵;在 2005 年左右更多的学者开始用实证的方法,从城乡、区域间、区域内等视角评价卫生资源配置的公平性和效率;还有一部分学者从影响卫生资源配置公平与效率的因素入手,探讨提高公平与效率的策略与方法。

（1）卫生资源配置理论与方法

王凤[47]（1986）较早地从卫生资源配置的角度提出当时中国卫生资源配置存在的问题:城乡卫生资源分配悬殊,大部分资源、优质的资源都集中在城市,特别是大城市。应当改变重城市轻农村的卫生资源投入模式,重点建设县级医疗机构。董振贵[48]（1987）提出卫生资源配置应当公正、合理:卫生资源是有限资源,卫生资源存在供需矛盾突出的问题时,资源分配部门应使有限的资源发挥尽可能大的效用,最大限度地满足社会绝大多数人的医疗保健需要,促进人民的健康、国家经济的发展和社会的进步。张元禄等[49]（1988）认为卫生资源的有限性决定了合理配置卫生资源的必要性,提出同样的资源消耗以效果最大为最优的配置原则和同样的效果以资源消耗最少为最优的配置原则。王凤[50]（1990）认为卫生资源合理配置的基本标志是供求平衡,居民的有效需求得到满足,但又不存在卫生资源浪费;卫生资源配置受社会制度、经济发展状况、经济体制和历史背景的影响。贺志忠[51]（1994）分析卫生资源配置方式:政府计划和市场机制,认为当时中国卫生资源配置存在的诸多问题是因为政府计划配置方式不合理,卫生资源配置的关键是将计划和市场两种方式有机结合。任苒[52]（1996）从人的健康需求入手分析,认为其是呈现正金字塔状,而卫生资源配置是呈倒金字塔状,卫生资源配置与健康需求不匹配。刘兴柱等[53]（1996）提出了卫生资源配置的倒三角概念,指区域水平上卫生资源的总体配置出现的高层次卫生机构的资源多于中层次卫生机构,中层次卫生机构的资源又多于基层卫生机构的资源的状态。卫生资源配置的倒三角状态被认为是不适宜的配置状态,而适宜的状态应该是正三角。倒三角配置状态会导致卫生资源使用的低效率、卫生服务分配的不公平、卫生服务总体质量的降低和卫生服务可及性的下降。

在对国内卫生资源配置存在的问题,卫生资源配置的内涵、原则以及配置方式有一定的研究之后,研究者开始关注卫生资源配置测算方法以及标准的测算探讨和研究,先是对英国、瑞典国家卫生资源配置方法进行学习[54-56],之后结合中国的情况探讨配置测算方法的使用[57-59]。从 2000 年开始,卫生资源配置进入实践层面,各个省开始进行卫生资源配置标准的测算与编制[60-61],一直持续到 2011 年左右。

随着卫生资源配置的理论研究与实践不断的推进,从 2005 年开始,学者们对卫生资源配置的理论探讨更深入、更系统化。石光[62](2005)从制度经济学的视角深入分析了卫生资源配置。他认为卫生资源配置从根本上说不是解决人与资源之间的关系,而是处理人与人之间的关系,从相互依存又相互冲突的利益关系出发分析卫生资源配置方式的实质,分别以英国和美国作为"限额交易"和"买卖交易"的案例进行分析。根据英国和美国卫生领域的绩效差异推断,以计划配置手段为主,以限额交易为制度运行模式是卫生领域有效的资源配置方式,因为这种方式在控制医疗费用、提高卫生资源配置公平性方面有明显优势,最终居民可以获得较好的健康促进和健康结果。马进等[63](2005)提出卫生资源优化配置要遵循成本效益原则。一方面如果增加卫生资源投入,应该投向那些成本效益最高的卫生服务。另一方面如果减少卫生资源投入,那么就减少那些收益最小的卫生服务。王谦[64](2006)认为卫生资源配置不仅仅局限于市场与政府配置两种机制,还应该包括第三部门配置机制和市场与政府混合配置机制。市场机制和政府机制在配置卫生资源过程中都会出现失灵,第三部门配置机制能够弥补市场与政府的失灵,但是同样,第三部门配置机制也面临失灵的问题。因此,将市场、政府、第三部门三种机制有机结合才能够有效配置卫生资源,他把这种选择称为混合机制。

(2)卫生资源配置公平与效率的内涵、关系

从学者们对卫生资源配置理论、方法的研究可以看出,这些研究都是围绕着如何配置卫生资源能使效用最大、效率最高、有效提高公众的健康水平,也就是始终围绕着资源配置的公平与效率来探讨的。这些研究都是为了明确卫生资源配置公平与效率的内涵,以便形成一定的共识,进而对卫生资源配置公平与效率进行评价,对卫生资源配置的实践工作进行修正与提高。因此,到目前,卫生资源配置公平与效率都是研究热点。

蒲伟[65](1997)认为卫生资源配置效率包括两个层面:微观层面效率,指医疗卫生机构的生产效率;宏观层面效率,指卫生资源在社会中的有效配置,包括卫生资源的有效利用和充分发挥其作用。同时他也对公平提出了观点,认为利益和权利在人与人之间的合理分配是公平的最基本要求,在实现了权利平等、机会平等、规则平等、权利和义务对等的情况下,健康结果可以有适度差异。张斌[66](1999)认为卫生资源配置效率是成本效益最大化,卫生资源配置公平强调基本卫生服务的公平性。

以上是早期较明确提出卫生资源配置公平与效率内涵的学者的观点。2000年后对此进行较深入、全面、系统探讨的主要是万慧进[67](2000)、王谦[68](2006)和朱伟[69](2009)。

万慧进认为卫生资源配置效率是对卫生服务生产中各种投入资源之间比例和发挥作用规律把握的体现,符合自身运动、变化和发展的规律,才能产生高效率;公平则是对卫生资源配置和利用的目的把握。效率与公平不是卫生资源配置问题的两个方面,而是效率体现工具合理性,公平则呈现价值合理性。在择定目标之后,工具合理性是对实现该目标的最佳途径的追求和选择;价值合理性则指对最佳目标的权衡、比较和选择。公平与效率的关系是目标与手段的关系,手段是服从于目标的,一定的手段是为了一定的目标服务的。在卫生资源配置中,效率原则应是从属于公平原则的,因为效率本身不会自动走向公平。公平作为一种价值原则,要使其真正对效率产生实际影响,还必须借助于一定的中介——相应的方针、政策或制度安排。

王谦认为卫生资源配置效率,一方面是生产效率,另一方面是帕累托最优。医疗卫生资源配置的公平性包括卫生服务筹资的公平性和医疗卫生服务提供的公平性。卫生服务筹资的公平性的重要原则是按支付能力支付,医疗卫生服务提供的公平性的重要原则是按需分配①。医疗服务提供的公平性的最基本前提是卫生服务的可及性,即机会公平,之后才是按需分配。

朱伟从权力的视角探讨卫生资源分配的公平性。首先,卫生资源公平分配的前提和内在要求是权利,为保持健康,每个人都有同样的机会参与社会活动,由此居民的健康权利是内在的和不可剥夺的;其次,卫生资源公平分配的手段是权利,政府有义务提供相应保障使民众能够参与决策,进而意愿与需求才可能转化成政策。这样,卫生资源分配才能更为合理、公平。朱伟认为 Daniels 和 Norman 提出的卫生保健基准能够满足公民一般的、合理的卫生需求,使他们

———————

① 具有等量医疗卫生服务需要的人,得到相同数量和质量的医疗卫生服务;具有不同卫生服务需要的人,所获得的医疗卫生服务量不同,需要水平高的人得到较多的医疗卫生服务。

能够以平等的能力和机会参与社会活动。该基准主要从是否减少了获得公共卫生措施和医疗服务的障碍,是否提供了适合于人群需要的卫生保健服务,是否公平地分配支付健康保护的负担,是否促进了临床和管理的效率,是否使卫生保健机构对他们的决策公开负责,如何影响人们能做出的选择等六个方面来衡量资源分配的公平性。

(3)卫生资源配置公平性评价

通过对我国卫生资源配置公平性评价的文献进行梳理,发现大部分研究主要是从机会公平角度评价卫生资源配置公平性的。最早、最常见的方法是从评价收入分配公平性的基尼系数和洛伦兹曲线发展而来的。丁汉升等[70](1994)最早使用基尼系数和洛伦兹曲线对中国各省之间的卫生资源配置公平性进行了评价。他们从医生、护士、床位三种卫生资源的人口分布评价中国 1978—1990年各省卫生资源配置的公平性,从三种基尼系数数值来看我国卫生资源配置公平性不断得到改善。刘晓强[71](1997)等较早利用基尼系数从人口分布拥有的医生数和床位数评价江苏省卫生资源配置的公平性。之后王方刃等[72](1999)、凌莉等[73](2002)、宋沈超等[74](2003)、刘敬伟等[75](2004)都是从省域视角利用基尼系数和洛伦兹曲线评价卫生资源配置公平性的。

基尼系数和洛伦兹曲线只能反映总体的差异程度,无法分清地区内部和地区间的差异。龚向光等[76](2005)较早利用泰尔指数方法从医师、床位、护士三种卫生资源评价中国 1991—2002 年东、中、西部三个区域的卫生资源配置的区间公平性,并从区域间差异与区域内差异分析对公平性的影响。对卫生资源配置公平性评价的研究从 2008 年开始越来越多,最常用的评价方法还是基尼系数和洛伦兹曲线,但是研究方法的采用上还是有变化,开始将多种方法结合使用。张彦琦等[77](2008)利用基尼系数和泰尔指数从人口分布视角对重庆市各区之间的医生、护士、病床三类卫生资源配置的公平性进行评价,并且将两种方法的评价结果进行分析,两种方法体现的公平性的变化趋势是一致的。桑海云[78]等(2008)利用基尼系数和反距离加权插值法对山东省的卫生资源配置的人口分布公平性和空间分布公平性进行评价。蒋辉[79](2009)利用变异系数、基尼系数、泰尔指数和阿特金森指数对我国 1999—2007 年卫生资源配置的公平性进行评价。该研究也选择医生、护士、病床三种卫生资源的人口分布进行评价,这四种方法的评价结果体现的公平性的变化趋势一致。

此外,还有一些学者尝试使用其他方法对卫生资源配置的公平性进行评价。崔志军等[80](2014)借鉴城市经济地理学首位度方法,对 2011 年我国 25 个省卫生资源首位集中情况进行了分析,认为首位度方法可应用在卫生资源配置公平性研究中,对更好地理解该区域卫生资源配置的公平性具有重要作用。蒋萌等[81](2014)利用聚类分析方法通过选取医疗机构数量、技术人员、床位、医疗保健支出等卫生资源指标对当前我国各地区医疗卫生资源配置的非均衡性进行分析,结果显示卫生资源的配置与经济发展水平呈正向关系。沈迟等[82](2015)利用集中指数法,对西安市不同区县的病床、医生、护士三种卫生资源配置的公平性进行评价,并测量影响因素对不公平性的贡献。

刘慧侠[83](2012)通过分析 1980—2009 年间我国卫生资源数据得出如下结论:城乡卫生经费投入差距不断扩大;城乡卫生人力资源的数量和质量差异明显,城市明显好于农村;农村拥有的卫生机构数量少、可及性差,而且农村卫生机构的设备落后;农村人口的卫生服务需求无法满足,城市卫生资源存在浪费现象,卫生资源利用率下降。贺买宏等[84](2013)通过对我国 2010 年各省卫生资源配置的公平性进行评价,得出如下结论:我国主要卫生资源(卫生机构、床位数和卫生技术人员)在全国三大区域及各省间分布不均衡,卫生资源在经济发达和人口密度高的东部地区明显集中;但基尼系数分析表明,三项主要卫生资源人口分布总体上处于较好的公平程度。张楠等[85](2014)通过分析我国 2007—2011年卫生资源配置公平性,得出如下结论:各地区以及地区间卫生资源配置的公平性逐年改善;我国东部地区卫生资源配置的公平性最差,五年来虽然不断改善,但仍低于全国平均水平;中部地区的公平性是最好的,其次是西部地区;区域间配置的公平性要好于各区域内部。

(4)卫生资源配置效率评价

卫生资源配置效率分析与评价的研究相对于卫生资源配置公平性分析与评价,开始较晚,研究较少。2005 年以前,关注卫生资源配置效率的文献很少,一般采用的是定性分析方法。这些研究的共同观点都是认为卫生资源利用效率不高,应该提高卫生资源的利用效率,并且提出提高卫生资源利用效率的意见和建议。张斌[86](1999)认为我国卫生资源浪费严重,需要调整卫生资源的组织结构、人才结构、技术结构、投资结构,以提高卫生资源利用效率。何雪松等[87](2004)认为盘活卫生资源存量,优化卫生资源配置,可有效提高卫生资源利用效率。

2005 年以后,卫生资源配置效率研究呈现的特点是开始使用定量的方法,先是对卫生资源利用效率指标进行评价和分析,之后逐渐开始利用秩和比、数据包络法等模型方法。罗乐宣等[88](2005)利用职工平均业务收入、百元固定资产医疗收入、每门诊人次收费水平、职工平均门诊人次、病床使用率等反映卫生资源使用效率的指标,对我国东、中、西地区的 7 个省、直辖市的城市医院与社区卫生服务机构进行比较分析,发现社区卫生服务机构的卫生资源利用效率明显高于城市医院。李倩等[89](2006)使用秩和比方法,选择每千人口卫技人员数、医生数、护士数,每千人口床位数、医院床位数,卫生事业经费占国内生产总值的比例,人均卫生事业费这七项卫生资源投入指标和四项产出指标(出院者平均住院日、平均病床工作日、平均病床周转次数、实际病床使用率),对湖北省 1994—2003 年卫生资源投入产出效率进行综合评价。周小健等[90](2010)较早利用数据包络方法的 CCR 模型与 BCC 模型,对合肥市 2004—2007 年卫生系统资源配置的相对效率进行评价。

2012 年以后,关于卫生资源配置效率评价的研究越来越多,而且在评价方法的选取上,除了数据包络法,还有其他尝试。韦英婷等[91](2013)利用秩和比方法及数据包络方法对广西卫生资源配置效率进行横向和纵向评价。李慧君等[92](2013)将基于 DEA 的马姆奎斯特生产率指数方法和受限因变量 Tobit 模型结合起来对我国 2003—2011 年卫生资源配置效率及效率影响因素进行分析与评价。张天懿[93](2013)尝试利用计量经济学模型 CES 和 VES 对天津市 2000—2010 年卫生资源配置进行模型回归分析,回归模型显示天津市 2000—2010 年卫生资源仍然处在规模递增阶段,且随着社会经济发展,呈现出相应的良性增长趋势。彭璞[94]等(2015)利用层次分析法评价了 2007—2011 年重庆市卫生资源投入产出效率。

李志建等[95](2012)对我国各省 2005—2009 年卫生资源配置效率进行评价,结论如下:地区间技术效率呈现"东部—西部—中部"的格局,而规模效率呈现"西部—中部—东部"格局,大多数省份的纯技术效率和规模效率不高,各省份的技术效率普遍没有得到充分的发挥,东部地区卫生资源的投入存在规模不经济现象。李慧君等[96](2013)对我国各省 2003—2011 年医疗卫生资源配置效率进行分析,结论如下:2003—2011 年我国医疗卫生资源的马姆奎斯特生产率指数呈增长趋势,主要依靠技术效率的改善与技术进步,其中技术效率指数增加了 0.3%,技术进步了 5.7%,马姆奎斯特生产率指数东部地区最高,西部次之,中部地区的医疗卫生资源效率还存在很大的提升空间;经济发展水平、人口密度、营利性医院占总医院比例、城市化水平与教育水平是引起各省(市、直辖市)医疗卫生资源效率差异的主要因素。赵露等[97](2013)分析了我国各省 2007—2009 年卫生资源配置效率,结论如下:全要素生产率总体进步,主要影响因素是技术变化;效率变化总体减退,主要影响因素是规模效率变化。赵临等[98](2015)分析了我国各省 2008—2012 年卫生资源配置效率,结论如下:相对效率的静态分析发现非有效省市人力资源和床位资源投入相对过剩,普遍处于低效状态,总诊疗人次、病床使用率等产出指标不足;相对效率的动态分析发现我国各省、市卫生资源配置的全要素生产率总体处于上升趋势,主要得益于技术进步与创新推动,并非来源于组织管理水平的提高。

1.2.3　研究进展述评

通过对国内外卫生资源配置公平与效率文献的梳理,不难看出卫生资源配置公平与效率问题一直是学者研究的热点。深入而并重研究卫生资源配置公平与效率的研究较少见,即探讨二者均衡关系的研究较少。卫生资源配置公平性研究主要是评价人们利用卫生资源机会的公平性,也有部分文献关注了健康结果的公平性,常用的分析方法是基尼系数和泰尔指数;还有一些研究利用规划模型分析某一类卫生资源的配置,以实现公平。卫生资源配置效率研究主要是评价生产效率,分析方法常用多投入多产出的 DEA 模型。同时学者还进行了大量的针对具体种类的卫生资源的配置模型研究,比如急诊、交通伤害等卫生资源。

卫生资源配置公平不仅应该包含人们利用卫生资源机会的公平性,还应该包含人们实际利用卫生资源的公平性和利用后产生的健康结果的公平性,因为这三个方面都受卫生资源配置制度的影响。虽然机会公平是实现利用公平和结果公平的基础和必要条件,但不是充分条件,所以卫生资源配置公平需要关注利用公平和结果公平。

公平与效率是社会发展的主要问题之一,也是经济学研究的经典问题之一,但是卫生资源配置与一般资源配置相比具有特殊性,它是与人类健康和生命相关联的,那么卫生资源配置公平与效率与一般资源配置的公平与效率相比也有一定的特殊性,所以需要对卫生资源配置公平与效率及二者的关系进行研究。

第2章 相关理论与概念界定

本章首先回顾公平理论、效率理论以及公平与效率关系的主要理论，在相关理论和卫生资源配置公平与效率文献综述的基础上，对卫生资源配置公平与效率的理论进行探讨，界定本书的相关概念内涵。

2.1 公平与效率理论回顾

对公平的内涵及主要的公平理论进行梳理，之后对效率的内涵及主要理论进行梳理，接着对公平与效率关系的相关理论进行梳理，最后简要分析我国经济发展中公平与效率关系的变化。

2.1.1 公平理论

公平的内涵，不同的学者有不同的定义，由此也就产生了不同的公平理论。本书主要回顾了比较有代表性的内涵和理论。

(1)公平的内涵

"公平"在现代汉语中的含义与"公正""正义"相近，指对公共事务的处理合乎道义、一视同仁、没有偏袒[99]。古希腊的传统思想中，正义与"应得"常常联系在一起。梭伦认为正义包含了"给一个人以其应得"的含义，最早将"应得"引入"正义"[100]。柏拉图认为如果正义指应得，那么它对于坏人应给予应得的坏。亚里士多德将正义根据应得的理由划分为"比例平等"和"数量平等"的正义[101]。西方近代以来，"公平"或"正义"的含义发生了转变，与"权利"或"自然权利"密切相关，认为正义或公平理论的核心在于指出宗教、政府或他人等都不得侵犯个人的权利。

(2)功利主义公平观

功利主义属于福利经济学公平观，认为人们是理性的，会追求快乐并避免痛苦。每个人都有自由追求个人效用最大化的权利，那么会实现大多数人的最大幸福，即公平就是社会所有成员的效用最大化。自功利主义的公平观提出以来的几十年里，一直受到严峻的挑战。一方面原因是许多方面无法包含在效用里，比如健康、美丽等；另一方面原因是效用最大化也应该考虑分配情况，人与人之间的效用没有可比性,无法判断个人效用的最大化,而且个人效用的最大化无法代表社会效用的最大化。

(3)罗尔斯正义理论

罗尔斯提出两个正义原则。第一,"平等自由原则",即每个人应有与其他人所拥有的最广泛的基本自由体系平等的权利;第二,"公平的机会平等原则"和"差别原则",即从程序上保证每个人都有平等的机会参与社会管理,对于初级社会产品应确保状况最差的人的利益改善,进行平均分配,除非这种不平等分配合乎每一个人的利益[102]。罗尔斯公平理论受到许多学者的赞同,同时也面临许多质疑。对于状况最差的人应该用什么标准来衡量? 社会中由于人们从事不同的职业,人与人之间的差别程度为多少是差别原则可以接受的?

(4)自由主义公平观

自由主义公平观是市场主导的公平观,认为通过市场竞争达到的结果才是公平的,因为通过市场机制作用可以对有能力的、积极的、努力的人进行奖励。竞争性均衡的资源配置状态比非竞争性均衡的资源配置状态更公平,即使非竞争均衡的配置状态资源分配更平均。自由主义公平观存在两个方面的问题。第一,它把市场机制的效率和公平混淆了;第二,参与市场竞争的主体的能力往往是有继承性的,在刚开始竞争处于优势的主体会获得更多的资源、财富,这样他们可以为其后代提供更好的条件,使其后代在市场竞争中具有更多的优势。

诺齐克是自由主义政治家,他认为对于分配公平而言最重要的是如何实现分配。诺齐克提出了"持有的获取原则""持有的转让原则"和"持有的校正原则"。总的持有现状或结果是否公平,主要看每个人的持有是否是正义的。在社会中,每个人的持有都是有差异的,只要不损害其他人的权利,这种持有就是正义的。将持有差异看作是一个人的私有和个人的权利。

2.1.2　效率理论

(1)效率的内涵

经济学中,"效率"一般指充分利用资源,使效用达到最大化。或者说,"资源使用得当、配置得当,有限的资源可以发挥更大的作用;反之,有限资源发挥了较小的作用"。亚当·斯密认为效率的提高主要是由于分工和专业化生产带来的规模效率。经济学家对效率的概念不断地改进,提出了许多不同的效率定义。

(2)效率影响因素理论

斯密认为不仅国内分工和交换可以提高效率,而且国际分工和贸易同样可以提高效率。他提出了绝对优势贸易理论。李嘉图则继承和发展了斯密的绝对优势贸易理论,提出了比较优势理论。斯密之后,马尔萨斯、李嘉图、边沁等经济学家认为应当限制政府行为,提高市场效率。20世纪20年代末出现了严重的经济学危机,凯恩斯提出了国家干预效率论。熊彼特强调资本积累和技术进步对效率的提高。哈维·莱宾斯坦提出X效率(技术效率),认为企业员工在已有的资源条件下,员工的努力、协作可以生产更多的产量[103]。

(3)帕累托效率

在经济学中,被广泛接受且争议较少的效率定义是帕累托效率。帕累托效率是帕累托在完全竞争市场条件下定义的。帕累托认为,假定在人群和可分配资源一定的情况下,如果从一种资源配置状态向另一种资源配置状态转变,转变后没有任何一个人的效率降低,反而至少有一个人的情况变好,这就是效率提高,称之为帕累托改善,那么在效率提高到一定程度后,不存在帕累托改善,就是帕累托最优的状态。帕累托最优最终确立了衡量个人效用与总体效用的标准。

以上其实探讨的是消费效率,那么帕累托最优在生产中是否成立呢? 答案是肯定的。利用等产量曲线分析生产中的帕累托最优。在要素投入约束一定的情况下,采取的要素组合的边际技术替代率等于要素的价格之比,就实现了生产配置最优,否则通过改变要素组合会提高总产量。帕累托效率证明了竞争性均衡可以达到最优的资源配置状态。但是对于具有公共产品属性或外部性的商品市场不可能处于完全竞争市场,那么帕累托最优对于这一产品就有局限性。经济学家尝试寻找公共产品属性和外部性情况的帕累托效率证明的不同方法,大部分都在制度安排上找突破口。

(4)制度效率

"新制度经济学"重要代表人之一奥利弗·威廉姆森从完全竞争市场的假设条件入手,考虑信息不对称、有限理性和机会主义等问题,揭示了市场和企业的内在行为机制和替代边界,为比较不同制度选择提供了分析视角。道格拉斯·诺思提出了"制度效率"概念,在一种约束机制下,参与者的最大化行为是否导致产出的增加,如果是,那么这一制度是有效率的,否则是无效率的。制度效率的本质在于提供一套规则,该规则可以良好结合权利、责任和利益,规范人们的行为,使人们在生产和消费的过程中能遵循帕累托效率原则,实现最优的交换比率。

(5)纳什均衡的效率

帕累托最优假定各主体之间是没有关系的,纳什对此提出了质疑。纳什认为主体之间是相互影响的。纳什均衡的效率:主体不愿意单方面改变自己的生产或消费计划,否则会使自己的处境变坏,经济主体之间形成了稳定的状态。在不同的规则和制度里这种稳定的状态会发生变化,纳什均衡是与规则和制度安排有关的稳定状态。在这个意义上,纳什均衡比帕累托最优更具有一般性。

2.1.3　公平与效率的关系

公平与效率是人类社会发展中重要的价值目标,虽然人们对其在内涵和实现方式方面有争论,但是它们是值得人类追求的好或善。那么公平与效率之间是否可以达到均衡的状态呢? 美国经济学家瓦里安认为公平而又达到帕累托效率的配置是存在的,即二者是可以均衡的[104]。但是在经济学界,大部分经济学家对二者均衡的可能性持否定态度。关于处理公平与效率的矛盾有三种观点。

(1)效率优先

效率优先的观点强调市场机制配置资源的重要作用,反对政府再分配的干预。效率优先的观点可以归纳为两个方面:第一,效率来自于市场竞争,市场竞争必须以自由经济为前提,所以自由既是效率优先的前提又是结果;第二,市场竞争的效率就意味着公平。

库茨涅兹从动态的角度分析了公平和效率的关系,提出了"倒 U 形假说"。假说认为一国经济在发展的初期收入分配差异不大,公平性较好,在经济不断发展的过程中,随着效率的不断提高,收入差距会不断拉大,公平性变差,当经济发展到一定阶段,收入差距又开始不断地缩小,公平性逐渐提高。

(2)公平优先

公平优先的观点强调市场机制的缺陷,市场机制无法解决收入分配公平问题,主张政府干预下推行社会福利事业。公平优先的观点认为:公平是一种"天赋权利",无法用金钱衡量,市场竞争会引起贫富差距悬殊,这是对天赋权利的侵害;效率本身不能代表公平,因为人们在财产、教育、天赋等方面存在差异,竞争时不在同一条起跑线上,市场并不能按人们的实际贡献支付酬劳。

(3)公平与效率交替优先

持有这种观点的经济学家认为公平和效率是两个重要的政策目标,没有主次之分,二者必须兼顾。应该以最小的不公平程度换取最大的效率,也可以说用最小的效率损失换取最大的公平程度。阿瑟·奥肯是这种观点的典型代表之一。市场机制过度会导致收入两极分化,所以对市场机制要限制。政府的促进收入公平的政策必须要有,但也不能过度。其"漏水篮子原理"说明了政府通过税收和转移支付手段促进收入分配结果公平,最终会降低经济效率,而且政府的过度干预,会影响或侵犯个人自由,产生官僚主义,所以还必须发挥市场机制的作用。

2.1.4　我国经济发展中公平与效率的关系

自改革开放以来,社会主义市场经济逐渐替代了计划经济,公平与效率问题逐渐成为我国学者关注的重要问题。根据经济发展状况,我国在不同时期提出了不同的处理对策。

改革开放初期,计划经济体制还明显束缚着经济的发展,社会上存在整齐划一的绝对公平观念,经济建设的中心还未确立。在这样的情况下,有学者提出了"效率优先、兼顾公平"理念,并在党的十四届三中全会上通过。这一理念与当时我国的经济环境相适应。在党的十六大报告中第一次从不同层面界定公平与效率的地位与关系,除了"效率优先、兼顾公平"外增加了"初次分配注重效率,再次分配注重公平"。党的十六届四中全会中,"效率优先"没有再出现,提出了注重公平的理念[①],党的十六届五中全会明确提出"更加注重社会公平,使全体人民共享改革发展成果"的要求。党的十七大对公平与效率的关系重新调整,提出初次分配和再分配都要处理好二者的关系,而且再分配要更加注重公平。自改革开放以来,"效率至上"和对公平的相对忽略,使我国经济在迅速增长的同时出现日益严重的贫富分化现象,这已经影响到我国的长治久安与社会和谐。公平问题成为国家重要会议和学者关注的核心问题之一。党的十八大进一步明确提出公平正义是中国特色社会主义的内在要求[②]。

由此可以看出,在我国市场经济不断发展的过程中,公平与效率的内涵和外延都在不断丰富和发展,对二者关系的理解和认识也是不断发展变化的,这是与我国特定的历史背景紧密结合的。

2.2 卫生资源配置公平与效率理论探讨

2.2.1 卫生资源配置公平

卫生资源配置是围绕卫生领域生产什么样的卫生服务、如何生产卫生服务、为谁生产服务以及如何有效利用卫生资源等问题展开的。卫生资源配置的最终目标是促进和改善人们的健康状况。健康是每个人的一项基本权利,每个人都有为了改善、促进健康状况利用卫生服务的权利。人人享有健康是人类社会发

---

① 党的十六届四中全会提出"正确处理按劳分配为主体和实行多种分配方式的关系,鼓励一部分地区、一部分人先富起来,注重公平,合理调整国民收入分配格局,切实采取有力措施解决地区之间和部分社会成员收入差距过大的问题,逐步实现全体人民共同富裕"。

② 党的十八大明确提出,公平正义是中国特色社会主义的内在要求;要在全体人民共同奋斗、经济社会发展的基础上,加紧建设对保障社会公平正义具有重大作用的制度,逐步建立以权利公平、机会公平、规则公平为主要内容的社会公平保障体系,努力营造公平的社会环境,保证人民平等参与、平等发展的权利。

展的基本目标,2015 年 2 月联合国大会提出促进健康公平将是今后 15 年世界各国发展的目标之一。从我国公平与效率关系的实践中,可看到公平目标越来越受到国家的重视,健康公平将是社会公平基本的、关键的内容。卫生资源配置公平决定了健康公平,所以卫生资源配置公平将是社会公平基本的、关键的内容。

卫生资源配置公平针对的人群不能是罗尔斯正义理论中的境况最差的人群,而应该是每一位公民,因为健康是公民一项基本的权利。一般情况下,人们消费商品时获得效用,效用的评价具有主观性,功利主义的效用最大化在卫生服务产品消费方面不适用,因为一方面人们利用卫生服务产品是为了改善或促进健康,在这个过程中有可能给人带来痛苦,但人们为了恢复健康愿意忍受;另一方面人们的健康状况是可以由专业的医学人员给出判断的,是否达到理想的健康状况、是否需要继续利用卫生服务产品。卫生服务产品与其他商品相比有其特殊性,首先卫生服务产品的生产和消费是同时进行的,其次不同的健康问题所需的卫生服务产品不一样,同样的健康问题不同的人需要的卫生服务产品可能也不一样。卫生服务产品无法事先提前标准化生产,不能以平均分配来定义卫生资源配置公平。卫生资源配置公平应该是当每个人在面对健康问题时都有权利获得卫生服务,并且获得的机会是平等的,同等的卫生服务需要应该获得同等的卫生服务利用,最终产生大致相似的健康水平。从卫生资源配置公平的内涵可以看出,卫生资源配置公平包含三个方面:机会公平、利用公平、结果公平。

(1)机会公平

卫生资源配置机会公平是实现利用公平和结果公平的基础。机会公平是指当人们面临健康问题时,获得卫生服务的机会是不是均等的。比如 1 名医生为一万人提供卫生服务和 1 名医生为十万人提供卫生服务,这两种情况的居民获得卫生服务的机会肯定不均等,前种情况的机会水平好于后种情况。当然居民距离医疗卫生机构的距离也是影响机会公平的因素。在评价卫生资源配置机会公平时,可以对按人口分布的卫生资源情况和按面积分布的卫生资源情况进行比较。此外机会公平还包括质的方面的内涵,如果质的方面差异较大,居民利用卫生资源的机会也是不公平的,比如农村地区为居民提供基本卫生服务的都是乡村医生,与城市社区卫生服务中心的医生在技术水平上是有一定差异的,所以机会公平量的方面是最基本的机会公平,质的方面也应该要改善。

我国各省市之间的经济水平、自然环境、社会结构都有明显的差异。经济水平是卫生资源配置的主要影响因素,各省卫生资源配置水平呈现了与其经济发展水平相同的趋势,即经济发展水平高的省市拥有高水平的卫生资源配置,经济发展水平低的省市卫生资源配置水平相对较低。造成这一局面主要是卫生资源配置也受到中国经济发展大环境的影响,从 1985 年开始卫生资源配置走向市场化,政府责任逐渐缺失。并且中央财政与地方财政权利与义务不对等,导致地方财政无力承担当地卫生资源配置的责任和义务。2003年后,国家开始重新审视卫生资源配置的制度,2009年正式开始新一轮的医疗卫生改革,提高卫生资源配置的公平性,改善健康公平。城乡之间、各省之间卫生资源配置公平性是我国新医改从宏观层面改善卫生资源配置公平性的抓手和目标。所以从实证角度评价城乡之间、省与省之间卫生资源配置的公平性非常有意义。

(2)利用公平

虽然机会公平是利用公平的必要条件,但是卫生资源利用公平受较多因素影响,比如经济因素状况、信息获得的难易程度、文化程度、宗教信仰等,所以在促进机会公平的同时还需要注重改善卫生资源利用的阻碍因素。卫生资源的利用还受到卫生资源的结构是否与卫生服务需求的结构协调,根据卫生服务需求的结构调整卫生资源配置有利于改善卫生资源利用公平。

我国当前主要是通过完善医疗保障体系改善阻碍卫生资源利用的经济因素。一般认为,不同区域人口整体的疾病患病率或传染病发病率具有一定的相似性,那么从省际、城乡视角评价卫生资源配置利用公平性,一方面可以从人口数量和卫生资源利用频次的关系入手,利用基尼系数和泰尔指数方法进行评价,另一方面从资源消耗的货币表现(卫生总费用)的角度分析资源消耗与人口总量和区域经济发展水平的关系来评价。

(3)结果公平

卫生资源配置结果公平是通过利用卫生资源产生大致相同的健康结果,即实现健康公平。即使实现了机会公平和卫生服务利用公平,也不能保证结果公平。资源利用结果一方面与卫生资源质量水平和卫生资源的协作水平有关,例如:卫生人力资源的技术水平是卫生资源利用结果的主要决定因素,康复卫生资源与医疗卫生资源的协作水平将会影响利用结果;另一方面与卫生监督有关,卫生服务供需双方信息极端不对称,卫生服务供给方具有绝对信息优势,在监督缺失或不当时会影响利用结果。

评价卫生资源配置结果公平性,可以利用关键健康指标进行评价,比如孕产妇死亡率、5岁及以下儿童死亡率、预期寿命等指标,还可以利用质量调整生命年[①](Quality Adjusted Life Years,QALY)和伤残调整生命年[②](Disability Adjusted Life Years,DALY)来评价。从省际、城乡视角评价利用的结果,由于

---

① 质量调整生命年是一种个体健康状况的综合评价指标,全面考虑健康的生理、心理和社会适应各方面,把生命质量和生命数量相结合以时间为测量单位反映。

② 伤残调整生命年指由于疾病死亡和疾病伤残而损失的健康生命年的综合测量。

数据的获得限制,本书只能选择关键健康指标进行评价。

2.2.2　卫生资源配置效率

(1)资源利用效率

卫生服务产品按内容划分可以分为预防、保健、医疗、康复,卫生服务产品是卫生资源的产出,那么卫生资源也可以分为预防、保健、医疗、康复四类卫生资源。预防保健服务,从人群的角度看可以降低疾病的患病率,从而减少人群整体利用医疗、康复服务的数量,同时也避免疾病的痛苦和对人们生产活动的影响,这些就构成了人群利用预防保健服务的收益;从个体的角度看,降低了患病的风险或推迟了患病的时间,从而降低了个体利用医疗、康复服务的概率或缩短了利用医疗康复服务的时间,这些就构成了个体利用预防、保健服务的收益。因此,一般认为预防保健服务的成本效果[①]、成本效益[②]、成本效用[③]都优于医疗、康复服务,那么在卫生资源配置中重视预防保健卫生资源的投入,就会提高资源的利用效率。当然不仅限于按产品内容划分,还可以从不同类别的健康问题和不同年龄人群利用卫生资源的成本效益、成本效果或成本效用进行比较,配置卫生资源。

按产品内容划分提高资源利用效率的观点,是根据健康生产的规律提出的,但是从实证角度去评价时却不太容易。首先,现实是大多数人的健康预防保健的观念薄弱,只有在生病时,才会去利用卫生资源;那么政府在卫生资源有限的情况下,不可能不解决当前紧急的卫生服务需求,这样一来卫生资源更多地投入医疗和康复服务中。其次,随着社会的不断发展,影响健康的因素不断出现,而科学有效的预防保健服务被研发和论证还需要时间,所以预防保健服务的效果有时可能会无法达到预期水平。再次,就是同样的预防保健服务的效果与这个地区的生活习惯、文化传统、教育水平等社会因素有关,这些也会影响预防保健服务的效果。最后,卫生资源的多用途性,比如医生在给患者提供医疗服务的同时也在进行预防和保健知识的讲解,医疗、康复中使用的卫生资源常常也可能被用于预防保健服务中,很难严格区分卫生资源消耗的货币表现,也就无法准确确定成本,进而无法准确比较成本效益、成本效果和成本效用。那么如何从这个角度提高卫生资源的利用效率呢? 一方面,进行宣传和教育使人们建立预防保健的观念;另一方面,政府层面应尽可能开展或提供有实证支持的预防保健服务效

---

① 成本效果,是表示每单位成本带来的健康结果的改进,比如患病率降低或发病率降低。

② 成本效益,是表示每单位成本带来的收益的增加或损失的减少,收益往往是将效果进行货币量化。

③ 成本效用,是表示每单位成本带来的效用增加,效用常常用质量调整生命年表示。

果的项目,同时应该重视预防保健领域的基础研究和实践探索,为预防保健服务的开展提供有力保障。这样可以逐渐提高卫生资源利用效率,进入卫生资源配置的良性循环。从不同的健康问题或不同年龄的人群考虑提高卫生资源利用效率,不同地域会受不同文化、不同价值观念的影响,其健康结果可能会有较大差别。如果政府仅仅只从这样的视角提高卫生资源利用率,那么产生的健康结果可能与健康公平、健康是一项基本人权相违背。

(2)资源生产效率

生产效率简单地说就是投入产出比,卫生资源是投入,卫生服务产品就是产出,卫生领域生产比较复杂,有多项卫生资源投入和多项产出。虽然有多项卫生资源,但是关键卫生资源的生产效率情况在一定程度上可以反映整体的生产效率情况,比如医生的工作效率、病床利用率。在技术水平一定的情况下,各类卫生资源的结构和协作程度会影响生产效率。生产效率还受生产规模的影响,技术水平的变化也会影响生产效率。生产效率的变动是技术效率变动影响的还是规模效率变动影响的? 全要素生产率的变化是技术创新变化影响的还是技术进步影响的? 通过分析卫生资源生产效率的变动因素,可以发现生产效率提高的主要障碍或亟待改善的因素。

从省际视角分析和评价卫生资源配置生产效率,可以选择合适的卫生资源指标和合适的产出指标,利用数据包络模型计算相应的效率值。卫生资源种类多,但是它们之间是相互关联的,所以在考虑代表性和指标数据的可获得性的情况下,选择卫生技术人员、病床数两类卫生资源指标。卫生资源的产出,根据生产的方式可以分为两大类,即门诊服务和住院服务,所以选择门诊服务人次数和入院人数作为产出指标。

2.2.3 卫生资源配置公平与效率

虽然对于公平与效率的关系,不同的经济学家有不同的观点,但是都是限于一定的历史环境、技术水平和不同的价值取向下的观点。随着社会不断地发展,效率与公平的内涵也在变化。我国在处理公平与效率的关系时,是通过不断的实践进行调整的,公平逐渐得到广泛的重视。卫生资源配置公平与效率的关系是相互排斥还是相互促进,或者既有排斥的一面又有促进的一面? 在当前信息革命的背景下,利用信息技术创新、变革卫生服务生产模式是否可以将排斥的影响减弱或转变,使卫生资源配置公平与效率在得到改善后达到一种均衡? 本书尝试根据这一思路分析卫生资源配置公平与效率的关系。

2.3　相关概念界定

2.3.1　卫生资源与卫生资源配置

卫生资源的内涵可以从广义和狭义理解,广义的卫生资源包括人类开展卫生保健活动所使用的社会资源,狭义的卫生资源是指社会在提供卫生服务的过程中占用或消耗的各种生产要素的总称,本研究中的卫生资源指狭义的卫生资源。卫生资源常见的分类方法是按自然形态分,可分为机构、床位、人力、设备与经费等五大类,本书在实证分析时主要选择关键卫生资源,即卫生人力资源,卫生人力资源可以整合其他卫生资源进行卫生生产,同时还选择卫生机构资源,卫生机构资源是由各种卫生资源的有机结合构成的。

卫生资源配置是关于筹集、组织和消耗卫生资源的一种决策过程。由于卫生资源的稀缺性、多用途和患者需要的多样性,卫生资源配置是卫生领域的一个基本问题。卫生资源配置要回答应该生产什么类别和组合的卫生服务产品,生产卫生服务产品需要哪些卫生资源,谁应该得到这些卫生服务产品。卫生资源配置要与经济和社会发展相适应,同时卫生资源生产的最终产品是健康,健康权是一项基本人权,所以卫生资源配置还必须考虑卫生服务需要与需求。公平和效率是卫生资源配置的出发点和归宿。

2.3.2　卫生资源配置公平

卫生资源配置公平是健康公平的前提和基础,评价卫生资源配置公平可以从三个方面来分析。

首先,不同地区的居民在需要利用卫生资源时,都有机会获得,并且获得的难易程度差异不大,称之为卫生资源获得机会公平。难易程度主要体现在到达卫生机构的时间、方式,以及等候的时间;在进行评价时可以根据各个省(直辖市)之间的卫生机构资源、卫生人力资源的人口分布和辖区面积分布进行分析。

其次,需要分析不同地区居民对卫生资源利用的差异,评价卫生资源利用公平性;可以使用各省居民人均利用卫生资源的次数、比例和卫生总费用,来分析卫生资源利用的公平性;一般认为各省之间居民整体的卫生服务需要是相近的,但也有可能由于经济水平、信息可获得性、社会习俗而影响卫生资源的利用。

最后,需要分析各个地区居民的健康结果是否相近,即通过卫生资源利用产生大致相同的健康结果,实现健康公平,称之为卫生资源利用结果公平。虽然影响健康的因素较多,包括卫生保健、社会经济水平、环境与生活方式、生物遗传及社会结构性因素,但是学者不仅在理论上证明了卫生保健与健康结果的合理性[105-106],而且从实证角度有大量研究也证明了卫生保健对健康的促进关系[107-108]。居民利用卫生资源是为了促进健康,卫生资源质量是影响卫生资源利用结果的重要因素。世界卫生组织选用的健康结果指标通常包括孕产妇死亡率、5岁及以下儿童死亡率和预期寿命,本研究也选择这三个指标来分析卫生资源配置的健康结果水平。

2.3.3　卫生资源配置效率

卫生资源配置效率包括资源利用效率和生产效率。资源利用效率是在卫生资源一定的情况下如何能更有效地促进健康,提高健康水平,或者在健康水平一定的情况下如何投入最少的卫生资源,也可以理解为卫生资源配置的宏观效率。在卫生领域有这样的共识,预防保健服务是卫生资源投入少而健康水平容易提高的服务内容。还有就是更多地利用门诊服务就会相应地减少住院服务,也会提高卫生资源的利用效率。这主要是因为一方面防止小病拖成大病,另一方面门诊服务比住院服务耗费更少的卫生资源。生产效率是资源的投入产出比,这里的产出是卫生服务产品而不是健康水平,从技术效率、全要素生产率两个方面分析。技术效率就是在既定的生产技术和投入的情况下,能有效利用资源,达到最大产出的能力。技术效率分解为纯技术效率和规模效率的乘积,纯技术效率表示资源的节约程度,规模效率表示规模变化带来的效率变化。全要素生产率是加总的生产产出与加总的投入使用之间的比率,马姆奎斯特全要素生产率指数可以分解成技术效率变化指数和技术进步指数的乘积。

第3章 中国卫生资源配置改革历程与发展现状

从公平与效率的理论以及卫生资源配置公平与效率的国内外研究状况来看,公平与效率的内涵是不断发展的,由于学者对二者内涵的定义不同以及学者处于不同的实践环境,所以对二者的关系也有不同的观点;卫生资源配置公平与效率内涵与关系的研究也是不断完善和发展的。本章首先从我国卫生资源配置改革发展阶段分析不同阶段政府对公平与效率关系处理的倾斜以及存在的问题和原因,并将我国卫生资源配置公平与效率问题实践的历史以及当前政府在解决问题中的应对方法和措施进行研究、梳理,以利于后续章节内容的展开;然后,从实证角度分析全国层面和城乡之间卫生资源配置现状;最后,基于第2和3章的内容,对卫生资源配置公平与效率的内涵进行探讨,以构建本书分析的理论基础和框架。

3.1 卫生资源配置改革历程

从新中国成立初期到改革开放之前,我国经济发展水平落后,国家的经济发展水平决定了卫生领域的整体水平。在卫生资源非常匮乏的情况下,我国建立了基本的卫生体系,通过加强基层卫生组织建设,重视预防和开展大规模的群众卫生运动,以及建立低水平广覆盖的城乡基本医疗保障制度,人民健康水平也得到了明显的改善。改革开放后,中国经济的改革与发展给卫生体系带来了发展机遇和挑战。人口和疾病转型、卫生服务体系缺乏整合、医疗费用攀升、居民特别是低收入人群医疗费用负担过重、服务质量不高等,成为卫生体系的主要挑战。中国政府自20世纪80年代中期开始,进行了一系列的卫生领域的资源配置改革,力图解决上述问题。

3.1.1 卫生资源配置改革不同阶段分析

(1)改革开放之前[109]

新中国成立初期,在经济体制的影响下,卫生体系在宏观上处于统一规划、统一管理和统一发展的状况。1950年,"面向工农兵、预防为主、中西医结合"是中国卫生工作的三大方针。面向工农兵,主要强调卫生服务的主要对象基本是人民大众；预防为主，当时卫生资源极度匮乏，这是在传染病流行的情况下开展卫生工作的方向；中西医结合，是明确了卫生服务方式。1952年，强调社会动员等方式开展公共卫生。

在卫生服务供方体系建设方面，重视农村基层卫生组织建设。1952年，中国90％的地区已经覆盖了县级医疗机构。1953年，在省、地、县分别建立疾病预防控制中心（防疫机构）三级公共卫生机构，通过公私合办、私人联合和群众筹资等形式，建设了农村乡卫生所、集体诊所和个体诊所。1965年，提出了要将卫生基本建设和卫生人力资源配置向农村倾斜。1965—1975年，农村乡镇卫生院床位数占全部医疗卫生机构床位数的比例从13％提高到35％，每个村都建立卫生室，都有赤脚医生。全国城乡以国有和集体所有为主体的三级医疗卫生保健网络基本建成。

对公立医院和诊所以及防疫机构，政府提供建设经费和人员经费，免征税收。公立医院和诊所通过政府补贴、价格和药品加成得到补偿。价格由政府管控、药品加成率由政府规定。对严重影响健康的传染病控制免费提供服务。中国自20世纪50年代中期开始了医疗保障制度建设，包括覆盖国家公职人员和事业单位的公费医疗、覆盖企业和家属的劳保医疗以及覆盖农村的合作医疗。1976年，90％的行政村都建立了合作医疗制度。

（2）卫生资源配置改革的探索阶段

中国卫生体系在1978年改革开放前得到了初步发展，但是也积累了很多问题，包括经济发展水平低和政府财政能力有限，限制其他非公有社会资源进入卫生领域，医疗卫生技术条件差，医疗卫生服务供给水平和质量较低，卫生机构可持续发展的能力不强，人民群众健康需求不能得到很好地满足。

中国经济改革开放为卫生体系发展和改革提出了要求，创造了条件。这一阶段的中国卫生改革主要是适应社会主义市场经济体制的建立，逐步认识卫生事业发展的规律，改革的核心内容包括卫生机构补偿机制、医疗保障制度建设等。

1985年，国务院批转《关于卫生工作改革若干政策问题的报告》，提出了发展卫生事业的新思路：鼓励多渠道办医；对卫生医疗机构实行放权、让利、搞活，实行鼓励创收和自我发展的政策；改革收费制度，有效调动了医疗机构和医务人员的积极性，医疗卫生服务供给大幅度增加，缓解了"看病难、住院难、手术难"等突出矛盾。1989年，国家发布了《关于扩大医疗卫生服务有关问题的意见》，进一步明确了医疗卫生机构通过市场收费补偿收入的政策。1992年，国家发布了《关于深化卫生医疗体制改革的几点意见》，进一步明确了国家对公立医院投入的范围，其目标是提高医疗卫生机构经济运行效率和活力，增加全社会对医疗卫生的投入,解决医疗卫生机构发展所需要的经济支持问题。

虽然卫生经济政策改革为医疗机构发展筹集了更多资源,改善了医疗服务条件,但是医疗保障体系的缺乏、医疗费用的快速攀升使居民医疗经济负担加重,特别是低收入人群卫生服务可及性差。个人自付医疗费用不断攀升,占卫生总费用的比例从 1978 年的 20.4％增加到 1995 年的 46.4％。1996 年 12 月,政府《关于卫生改革与发展的决定》①提出公立医疗机构应当承担社会责任,卫生发展要注重公平,政府应当承担重要责任。2000 年 2 月,卫生部等八部委《关于城镇医药卫生体制改革的指导意见》指出应当深化医疗保障体系改革。由于种种原因,特别是缺乏足够的政策环境,各方缺乏对改革的共同理解和认识,所提出的许多改革策略和政策并没有完全得到落实。2002 年 10 月,国家颁布《关于进一步加强农村卫生工作的决定》,是农村卫生医疗保障工作的转折点,提出建立适合农村经济发展水平的医疗卫生体系和合作医疗制度。

(3)卫生资源配置改革深化阶段

2003 年,非典型肺炎爆发是对中国卫生服务体系和既往政策的一次严峻考验,让政府和国家领导人认识到疾病暴发给社会经济带来的严重影响,从客观上加速了卫生体制改革的进程。2003 年,中国共产党提出科学发展观②,为中国经济社会发展明确了方向。"和谐发展、以人为本"的执政理念,以及卫生体系面临的诸多挑战和社会压力成为这一时期卫生改革的主要推动力。2003 年 1 月,政府发布《关于建立新型农村合作医疗制度的意见》,明确提出新型农村合作医疗制度③,对于经济欠发达地区通过政府转移支付支持资金筹集。

2006 年 9 月,政府成立了医药卫生体制改革协调小组。2006 年 10 月,明确提出医改方向:建立健全覆盖城乡居民的基本医疗卫生制度。2007 年初,医疗卫生体制改革草案广泛征求社会意见,充分听取各界声音。2009 年 3 月,政府发布《关于深化医药卫生体制改革意见》,新医改从公共卫生服务、医疗服务、医疗保障、药品供应四大体系的发展目标、改革方向、实施手段都分别进行阐述,尤其在公共卫生服务机构和基层医疗卫生机构建设方面体现了政府的重要责任。新医改中对卫生改革的近期工作重点和远期目标都做了明确的部署。提出医改的基本目标:到 2020 年,普遍建立比较完善的公共卫生服务体系和医疗服务体

---

① 提出了卫生改革与发展的基本原则,即坚持为人民服务的宗旨,正确处理社会效益和经济效益的关系,把社会效益放在首位,防止片面追求经济收益而忽视社会效益的倾向;以提高人民健康水平为中心,优先发展和保证基本卫生服务,体现社会公平,逐步满足人民群众多样化的需求。

② 坚持以人为本,树立全面、协调、可持续的发展观,促进经济社会和人的全面发展。

③ 由政府组织、引导、支持,农村居民自愿参加,个人、集体和政府多方筹资,以大病统筹为主的农村居民医疗互助共济制度。

系,比较健全的医疗保障体系,比较规范的药品供应保障体系,比较科学的医疗卫生机构管理体制和运行机制,形成多元办医格局,人人享有基本医疗卫生服务,基本适应人民群众多层次的医疗卫生需求,人民群众健康水平进一步提高[110]。

(4)2009年以来卫生资源配置主要改革

1)全民医保体系建立与完善

经济因素是居民利用卫生资源的主要影响因素,通过全民医保体系建立与完善,排除或降低经济因素的影响,实现卫生资源配置利用公平,进而实现健康公平。到2009年底我国已经初步建立了覆盖全部人群的社会基本医疗保障制度①。2010—2013年,全民医保体系建设都排在卫生部部署医改重点工作的首位。2010—2015年全民医保体系建立与完善的实践可以归纳为以下七个方面:第一,通过不断提高基本医疗保险管理水平和服务意识,巩固和提高基本医疗保险的参保率;第二,逐渐加大政府支持力度,逐年提高筹资标准和保障水平;第三,改革医保支付制度,提高基金利用效率;第四,完善医疗救助制度,提高救助水平;第五,建立重大疾病保险保障和救助机制;第六,尝试商业保险机构参与基本医疗保险的管理和服务;第七,整合三大社会基本医疗保险的职责,开始实施城乡居民和新农合的合并。

2)国家基本药物制度及药品流通治理

国家基本药物②概念最早是由世界卫生组织提出的,我国开始建立《国家基本药物目录》制定工作在20世纪80年代初期。1981—2004年我国对《国家基本药物目录》修改了6次,但到2008年由于医疗体制与经济体制改革,国家基本药物制度的地位和作用大大减弱[111],2009年开始重视国家基本药物制度的建立和完善。基层医疗机构实行《国家基本药物目录》零差率制度。政府部门组织专家制定基本药物目录,并且各省还可以根据本区域情况增加。政府还对基本药物的生产、流通进行干预。2010—2015年国家基本药物制度不断完善,并且已收到一定的效果,基本药物已经从卫生服务中心、乡镇卫生院实施到卫生服务站、村卫生室,居民的常见病、多发病的诊治费用明显降低。

随着基本药物制度的不断完善,2015年政府开始了对药品流通领域的治理。首先,规范和完善公立医院的药品采购机制;其次,开始对药品价格形成机制进行干预和治理;再次,对药品经营行为进行规范;最后,建立药品流通公平竞

---

① 职工医疗保险、城镇居民医疗保险、新型农村合作医疗和医疗救助制度。

② 世界卫生组织在2002年对国家基本药物给出了定义:用以满足人群中主要健康医疗需求的药物,其遴选主要考虑公共卫生状况、药物有效性和安全性的证据(循证)以及药物相互间的成本-效益性。

争平台,鼓励药品零售业和连锁经营发展,推行医药分开。

3)医疗卫生体系完善及其补偿、运行机制改革

截至 2008 年,中国基层医疗服务体系薄弱,特别是农村地区居民的基本医疗服务需求都无法满足,2009—2011 年国家着重对基层医疗服务体系的机构进行建设,包括农村地区的县、乡、村三级医疗网络和城市卫生服务中心机构的建设。同时还进行以全科医生为中心的人才队伍建设,并对机构的人事分配制度进行改革,实施绩效管理,提高人员工作效率。此外,还有为了基本药物制度顺利实施,而对基层医疗机构补偿机制进行改革。

基层医疗机构服务内容定位在提供基本卫生服务,包括基本公共卫生服务和基本医疗卫生服务。基本公共卫生服务内容根据国家发布的《基本公共卫生服务目录》①提供。通过机构的标准化建设,人才队伍的标准化培训和明确基本卫生服务内涵,促进基本公共卫生服务逐步均等化。引导基层医疗机构创新服务模式,由传统的被动模式转变为主动服务模式。

4)公立医院改革

公立医院改革是 2009 年医疗改革五大重点任务中最艰巨的,而且在这六年的改革中成效不明显,所以公立医院改革将是未来医改的首要内容。公立医院改革内容包括:①对公立医院区域布局和结构进行优化,严格控制公立医院盲目扩张规模,实现适宜规模;②尝试公立医院药品逐渐取消药品加成率,探索建立适宜的补偿机制,最终能实现医药分开;③创新公立医院管办分开的实现形式,改革人事管理制度,最终建立和完善现代医院管理制度;④协调公立医院与基层医疗机构的关系,加强协作,提高资源利用效率。公立医院改革试点首先从县医院开始,逐步推进改革工作,总结经验之后再对城市公立医院开始试点改革。

5)市场机制参与卫生资源配置

自新医改后,政府对卫生领域不断加大资金投入,加强政策支持,提高管理水平,从社会基本医疗保障体系建立、完善到基层卫生服务体系建设、创新。政府逐渐向应当承担的责任目标迈进,定位建立基本医疗卫生制度。在理论层面,政府过度干预卫生资源配置也会导致公平和效率问题,即政府失灵;而且医疗卫生服务产品中相当一部分是具有私人物品属性的产品,这类产品更适合利用市场机制进行配置。在实践经验层面,一方面,可以借鉴发达国家的实践经验。英国在卫生资源配置方面是利用政府计划配置的方式,但是目前改革的方向也是

---

① 2009 年卫生部发布了《基本公共卫生服务目录》,包括 9 大类服务内容:居民健康档案、健康教育、免疫规划、传染病防治、儿童保健、孕产妇保健、老年人保健、慢性病管理、重性精神疾病患者管理。并对每一项服务的要求、流程、方法都给出了详细的说明。之后在 2011 年、2013 年、2015 年卫生部对其进行了完善。

希望能引入市场机制提高卫生资源生产效率。美国主要依靠市场机制配置卫生资源,虽然美国卫生资源消耗的总量是全世界最高的,相当于英国的两倍多,但是其健康水平明显低于发达国家水平,与我国健康水平接近。另一方面,从我国卫生资源配置的实践来看,公立医院没有降低运行成本的动力,无法解决看病难、看病贵的问题,还有就是人口老龄化问题,政府面临巨大的卫生服务需求压力。

为了形成多元办医格局,政府从卫生服务价格形成机制、卫生技术人员多点执业政策、公立医院与非公立医院公平竞争的政策环境和激励机制等方面进行改革,同时由于卫生服务供需的信息极度不对等性和卫生服务的重要性,需要建立完善监督管理的制度。2010—2015 年卫生部全面深化医药卫生体制改革重点工作部署见表 3-1。

表 3-1　卫生部全面深化医药卫生体制改革 2010—2015 年重点工作部署

2010 年重点工作部署情况	
一、加快推进基本医疗保障制度建设	1. 巩固扩大基本医疗保障覆盖面 2. 进一步提高基本医疗保障水平 3. 提高基本医保基金管理水平
二、初步建立国家基本药物制度	1. 进一步推进国家基本药物制度实施 2. 改革基层医疗卫生机构补偿机制 3. 转变基层医疗卫生机构运行机制
三、健全基层医疗卫生服务体系	1. 进一步加强基层医疗卫生机构建设 2. 实施以全科医生为重点的基层医疗卫生队伍建设规划 3. 发挥村卫生室在农村三级卫生服务网络中的网底功能
四、促进基本公共卫生服务逐步均等化	1. 完善 9 类基本公共卫生服务 2. 继续实施重大公共卫生服务项目 3. 加强公共卫生服务能力建设
五、推进公立医院改革试点	1. 调整公立医院布局和结构,完善管理体制 2. 改革公立医院补偿机制 3. 加强公立医院内部管理
2011 年重点工作部署情况	
一、加快推进基本医疗保障制度建设	1. 提高基本医疗保障经办管理水平,方便群众就医结算 2. 全面提升基本医疗保障水平,增强保障能力 3. 巩固扩大基本医疗保障覆盖面,基本实现全民医保

续 表

2011 年重点工作部署情况	
二、初步建立国家基本药物制度	1.扩大国家基本药物制度实施范围,实现基层全覆盖 2.建立规范基本药物采购机制,重塑基层药品供应保障体系 3.全面推进基层医疗卫生机构综合改革,建立新的运行机制
三、健全基层医疗卫生服务体系	1.继续加强基层医疗卫生机构建设,提升基层服务能力 2.加强以全科医生为重点的基层医疗卫生队伍建设,大力培养适宜人才 3.转变基层医疗卫生机构服务模式,提高服务质量和效率
四、促进基本公共卫生服务逐步均等化	1.全面开展 9 类基本公共卫生服务,提高居民健康素质 2.完成重大公共卫生服务项目,落实预防为主方针 3.加强专业公共卫生服务能力建设,提高服务可及性
五、积极稳妥地推进公立医院改革	1.不断深化体制机制改革试点,形成公立医院综合改革经验 2.深化公立医院与基层医疗卫生机构的分工协作机制,提高医疗体系整体效率 3.以病人为中心完善公立医院内部运行机制,方便群众就医 4.加强卫生人才队伍建设,调动医务人员积极性 5.鼓励和引导社会资本举办医疗机构,加快形成多元办医格局
2012 年重点工作部署情况	
一、加快健全全民医保体系	1.巩固扩大基本医保覆盖面 2.继续提高基本医疗保障水平 3.改革医保支付制度 4.进一步加大医疗救助力度 5.探索建立大病保障机制 6.提高基本医保经办管理水平 7.大力发展商业健康保险
二、巩固完善基本药物制度和基层医疗卫生机构运行新机制	1.巩固完善基本药物制度 2.深化基层医疗卫生机构综合改革 3.提高基层医疗卫生机构服务能力 4.筑牢农村医疗卫生服务网底
三、积极推进公立医院改革	1.加快推进县级公立医院改革试点 2.拓展深化城市公立医院改革试点 3.大力发展非公立医疗机构 4.全面开展便民惠民服务 5.提升县级医院服务能力

续表

2012 年重点工作部署情况	
四、统筹推进相关领域改革	1. 提高基本公共卫生服务均等化水平 2. 推进医疗资源结构优化和布局调整 3. 创新卫生人才培养使用制度 4. 推进药品生产流通领域改革 5. 健全医药卫生监管体制
2013 年重点工作部署情况	
一、加快健全全民医保体系	1. 巩固扩大基本医保覆盖面,稳步提高保障水平 2. 积极推进重特大疾病保障和救助机制建设 3. 积极推进疾病应急救助制度建设 4. 深化医保支付制度改革 5. 提高基本医疗保险管理能力和服务水平 6. 继续鼓励以政府购买服务的方式,委托具有资质的商业保险机构经办医疗保障管理服务 7. 整合职工医保、城镇居民医保和新农合的管理职责,做好整合期间工作衔接,确保制度平稳运行
二、巩固完善基本药物制度和基层医疗卫生机构运行新机制	1. 实施 2012 年版国家基本药物目录。严格规范地方增补药品 2. 继续推进村卫生室实施基本药物制度 3. 创新绩效考核机制 4. 健全稳定长效的多渠道补偿机制 5. 持续提升基层服务能力 6. 加大乡村医生补偿政策落实力度 7. 基本完成基层医疗卫生机构长期债务化解工作,坚决制止发生新债
三、积极推进公立医院改革	1. 全面总结评估国家确定的第一批县级公立医院(含中医医院,下同)综合改革试点工作经验,研究解决改革中出现的新问题。启动第二批县级公立医院综合改革试点工作 2. 提升县级医院服务能力。以提升重大疾病医疗救治能力为重点,完善诊疗规范和临床路径,力争多数重大疾病能够在县级医院诊治 3. 拓展深化城市公立医院改革试点 4. 继续推行便民惠民措施

续　表

2013 年重点工作部署情况	
四、统筹推进相关领域改革	1. 积极稳妥推进社会办医 2. 完善药品价格形成机制 3. 继续实施国家基本公共卫生服务项目 4. 继续实施重大公共卫生服务项目 5. 创新卫生人才培养使用制度 6. 进一步优化医疗卫生资源配置 7. 推进医疗卫生信息化建设 8. 加强卫生全行业监管
2014 年重点工作部署情况	
一、加快推动公立医院改革	1. 推进公立医院规划布局调整 2. 建立科学补偿机制 3. 理顺医疗服务价格 4. 建立适应医疗行业特点的人事薪酬制度 5. 完善县级公立医院药品采购机制 6. 建立和完善现代医院管理制度 7. 健全分级诊疗体系 8. 完善中医药事业发展政策和机制
二、积极推动社会办医	1. 放宽准入条件 2. 优化社会办医政策环境 3. 加快推进医师多点执业 4. 推动社会办医联系点和公立医院改制试点工作
三、扎实推进全民医保体系建设	1. 推进城乡居民基本医保制度整合和完善筹资机制 2. 改革医保支付制度 3. 健全重特大疾病保障制度 4. 推进异地就医结算管理和服务 5. 发展商业健康保险
四、巩固完善基本药物制度和基层运行新机制	1. 巩固完善基本药物制度 2. 建立短缺药品供应保障机制 3. 进一步改革人事分配制度 4. 稳定乡村医生队伍
五、规范药品流通秩序	1. 规范药品流通经营行为 2. 提升药品流通服务水平和效率 3. 改革完善药品价格形成机制

续 表

2014 年重点工作部署情况	
六、统筹推进相关改革工作	1. 完善公共卫生服务均等化制度 2. 加强卫生信息化建设 3. 建立适应行业特点的人才培养机制 4. 加强医疗卫生全行业监管 5. 建立健全考核评估机制 6. 加强科技和产业支撑 7. 加强组织领导

2015 年重点工作部署情况	
一、全面深化公立医院改革	1. 破除以药补医，推动建立科学补偿机制 2. 进一步理顺医疗服务价格 3. 深化编制人事制度改革 4. 建立符合医疗卫生行业特点的薪酬制度 5. 优化医疗卫生资源结构布局 6. 加快建立和完善现代医院管理制度 7. 加强绩效考核和评估
二、健全全民医保体系	1. 完善筹资机制和管理服务 2. 全面实施城乡居民大病保险制度，健全重特大疾病保障机制 3. 深化医保支付制度改革 4. 大力发展商业健康保险
三、大力发展社会办医	1. 进一步完善社会办医政策 2. 加强监督管理，规范服务行为
四、健全药品供应保障机制	1. 落实公立医院药品集中采购办法 2. 深化药品生产流通领域改革 3. 积极推进药品价格改革 4. 保障药品供应配送 5. 完善创新药和医疗器械评审制度
五、完善分级诊疗体系	1. 提升基层服务能力 2. 加快建立基层首诊、双向转诊制度
六、深化基层医疗卫生机构综合改革	1. 调动基层积极性 2. 加强乡村医生队伍建设 3. 加快促进基本公共卫生服务均等化

续　表

2015 年重点工作部署情况	
七、统筹推进各项配套改革	1.推进卫生信息化建设 2.加强卫生人才队伍建设 3.健全医药卫生监管体制 4.加强组织领导等有关工作

3.1.2　卫生资源配置改革中效率与公平关系分析

通过卫生资源配置改革历程的分析,可以看到中国卫生资源配置实践与改革是受中国经济发展大环境影响的,通过调整政府在卫生资源配置中的角色和卫生资源配置中公平与效率的关系逐步提高公民健康的整体水平。这一历程分为三个阶段:卫生体系形成与发展阶段(改革开放前期)、改革探索阶段(改革开放到 2003 年之前)和改革深化阶段(2003 年以后)。

在卫生体系形成与发展阶段,卫生资源配置的方式是计划配置,筹资的主体是政府国有经济、集体经济,医疗保障覆盖全国所有人群,特别是农村居民,在维护居民健康的机会和结果方面都实现了较高的公平性。在卫生体系形成初期是以低水平、高覆盖为特点,解决的是居民基本的健康服务需求,这类需求更接近于基本公共卫生服务。根据经济学理论,对于这类产品的供给,政府应该承担主要责任。随着卫生体系的不断发展,这一卫生资源配置体制也出现了问题。从卫生服务的需求方来看,公费医疗和劳保医疗的居民几乎是免费的或只承担少部分的费用,出现了卫生资源过度利用和浪费的现象,给政府和企业造成了巨大的经济压力;从卫生服务的供给方来看,缺乏卫生服务供给的积极性和活力,服务效率不高。社会经济发展水平有限,卫生人力资源不足,高质量的卫生技术人员缺乏,总之这一阶段的主要矛盾是人民卫生服务需求与医疗卫生服务效率之间的矛盾。

在卫生资源配置改革探索阶段,中国进入改革开放,卫生体系也开始引入市场机制,改变卫生机构的收入分配办法,调整价格政策和收费标准,医疗卫生服务主要围绕居民需求展开,同时通过公立医院的私有化和私人开设医疗机构将社会资本引入卫生服务市场。在这一阶段,卫生资源快速增长,服务能力和水平明显提高,但是也出现了严重的问题。首先,政府责任的逐渐缺失和市场机制逐渐形成,使卫生资源几乎都配置在医疗领域,对预防领域的投入较少。2003 年非典型肺炎爆发时,中国为此付出了惨重的代价。其次,原有的医疗保障体系逐渐瓦解,特别是农村地区集体经济被家庭联产承包责任制代替后,农村合作医疗就没有经济基础,农村居民处于毫无医疗保障的处境,居民看病自负比例不断提高,低收入人群卫生服务可及性差。再次,城乡之间卫生资源配置水平差距逐渐拉大,大部分卫生资源都集中在城市,城乡居民之间利用卫生资源的机会差异越来越明显。此外,从医学发展的规律来看,医学技术的不断发展,为人们提供的卫生服务产品的种类越来越多,而且消耗卫生费用的速度会越来越快,使卫生总费用快速上升;在政府投入不断减少、医疗保障的范围和能力不断减弱的情况下,居民的疾病经济负担会越来越重,利用卫生资源的机会直接与经济收入水平相关,从而使居民健康水平与经济收入成明显正相关,健康公平受到严重的影响。这样一方面会使政府、企业等筹资主体负担不断加重,另一方面随着卫生服务产品的不断丰富,有些卫生服务产品已不是公共卫生产品,具有私人产品的特点,这样的产品如果还由政府主导采取计划配置的手段,会出现权力寻租现象,公平性会受到侵害。总之,这阶段卫生资源配置偏重于效率,虽然卫生资源快速增长,卫生服务水平极大提高,但是卫生资源配置公平性差,城乡之间、不同收入水平人群之间卫生资源利用差异明显,同时政府在卫生领域的责任缺失严重。

在卫生资源配置改革深化阶段,2003年后政府开始加大对公共卫生领域的投入,疾病控制中心完全由国家投入,国家承担了重大公共卫生服务产品的供给,每个居民都能公平利用相应的公共卫生产品。在公共卫生领域,卫生资源配置公平性不断提高。通过建立覆盖所有人群的社会医疗保险体系,改善收入对卫生资源利用的影响程度,实现风险共担,降低居民的疾病经济负担,改善卫生资源利用公平性。政府除了在公共卫生领域不断回归其主导作用,在基本医疗服务方面也开始承担起应当承担的责任,通过不断完善和建设城乡基层卫生服务体系,提高其服务能力,并且从基本的建设、人员的配置、服务的内容和要求都进行标准化建设,不断提高基本医疗服务提供的公平性。政府通过不断提高对公立医院的投入,要求公立医院承担一定的社会责任,回归公立医院公益性,同时也通过公立医院改革,提高公立医院效率。该阶段改革重点是全面展开公立医院改革,健全全民医保体系,大力发展社会办医,健全药品供应保障机制,完善分级诊疗体系和深化基层医疗卫生机构综合改革;在推进各项改革时,卫生信息化建设将是统筹各项改革的重要措施。

总之,卫生资源配置从起初偏重公平,之后又偏重效率,到现阶段的公平优先、兼顾效率,都是根据当时卫生领域存在的主要问题进行调整的。然而,目前我国卫生领域将面临的三大挑战,即快速的老龄化问题、严峻的慢性病形势和环境污染带来的健康问题,使得提高卫生资源配置的效率变得越来越迫切。

3.1.3 资源配置改革中政府责任及财政支持程度

2003—2014 年我国政府对卫生领域的经费支持力度逐年增加,政府卫生支出占财政支出的比例从 4.53% 上升到 6.98%,而且政府卫生支出占国内生产总值的比例也明显增加,从 0.82% 上升到 1.66%(见表 3-2)。从图 3-1 可以看出,政府卫生支出占财政支出的比例和政府卫生支出占国内生产总值的比例从 2006 年开始增长,2009 年后增长幅度更加明显。

表 3-2 2003—2014 年我国财政对卫生领域的支持情况

年份	政府卫生支出/亿元	占财政支出比例/(%)	占国内生产总值比例/(%)
2003	1 116.94	4.53	0.82
2004	1 293.58	4.54	0.8
2005	1 552.53	4.58	0.84
2006	1 778.86	4.4	0.82
2007	2 581.58	5.19	0.96
2008	3 593.94	5.74	1.13
2009	4 816.26	6.31	1.39
2010	5 732.49	6.38	1.4
2011	7 464.18	6.83	1.54
2012	8 431.98	6.69	1.58
2013	9 545.81	6.83	1.62
2014	10 579.23	6.98	1.66

说明:政府卫生支出按当年价格计算

数据来源:《2015 中国卫生和计划生育统计年鉴》

卫生总费用是全社会用于健康生产和促进消耗的所有资源的货币表现,从筹资来源的角度看,可以分为政府卫生支出[1]、社会卫生支出[2]和个人卫生支

---

[1] 政府卫生支出指各级政府用于医疗卫生服务、医疗保障补助、卫生和医疗保障行政管理、人口与计划生育事务性支出等各项事业的经费。

[2] 社会卫生支出指政府支出外的社会各界对卫生事业的资金投入,包括社会医疗保障支出、商业健康保险费、社会办医支出、社会捐赠援助、行政事业性收费收入等。

出[①]。2003—2014年,个人卫生支出占比从55.9%下降到32%,政府卫生支出占比从17%增加到30%,社会卫生支出从27.2%增加到38.1%,卫生领域中的政府承担责任的程度不断增加(见表3-3)。

表3-3　2003—2014年我国卫生总费用及构成情况

年份	卫生总费用/亿元	卫生总费用占GDP比例/(%)	政府卫生支出/亿元	政府卫生支出占卫生总费用比例/(%)	社会卫生支出/亿元	社会卫生支出占卫生总费用比例/(%)	个人卫生支出/亿元	个人卫生支出占卫生总费用比例/(%)
2003	6 584.10	4.82	1 116.94	17.00	1 788.50	27.20	3 678.66	55.90
2004	7 590.29	4.72	1 293.58	17.00	2 225.35	29.30	4 071.35	53.60
2005	8 659.91	4.66	1 552.53	17.90	2 586.41	29.90	4 520.98	52.20
2006	9 843.34	4.52	1 778.86	18.10	3 210.92	32.60	4 853.56	49.30
2007	11 573.97	4.32	2 581.58	22.30	3 893.72	33.60	5 098.66	44.10
2008	14 535.40	4.59	3 593.94	24.70	5 065.60	34.90	5 875.86	40.40
2009	17 541.92	5.08	4 816.92	27.50	6 154.49	35.10	6 571.16	37.50
2010	19 980.39	4.89	5 732.49	28.70	7 196.61	36.00	7 051.29	35.30
2011	24 345.91	5.03	7 464.18	30.70	8 416.45	34.60	8 465.28	34.80
2012	28 119.00	5.26	8 431.98	30.00	10 030.70	35.70	9 656.32	34.30
2013	31 668.95	5.39	9 545.81	30.10	11 393.79	36.00	10 729.34	33.90
2014	35 312.40	5.55	10 579.23	30.00	13 437.75	38.10	11 295.41	32.00

说明:卫生总费用和政府、社会、个人卫生支出按当年价格计算

数据来源:《2015中国卫生和计划生育统计年鉴》

根据国际发达国家经验,个人卫生支出占比为30%左右是比较合适的,一方面有效降低了个人的卫生经济负担,有利于卫生资源利用公平的改善;另一方面个人支付一定的费用可以有助于缓解或减少卫生资源浪费的情况。从图3-2可以看出,从2004年开始,个人卫生支出占比就开始逐年下降,这主要是2003年我国实施新型农村合作医疗(以下简称"新农合")试点县的工作,从2004年不断扩大范围,到2007年新农合的覆盖率达到90%以上,较大程度地改善了农村

---

① 个人卫生支出指城乡居民在接受各类医疗卫生服务时的现金支付,包括享受各种医疗保险制度的居民就医时自付的费用。

人口的疾病经济负担。到 2009 年个人卫生支出占比仍然呈下降的趋势,一方面,2009 年我国实施了覆盖城镇居民的基本医疗保险,有效改善了城镇居民的疾病经济负担;另一方面,政府不断提高城镇居民和新农合的筹资标准(其中至少一半由政府出资),不断提高保障水平,有效降低了个人卫生支出占比。

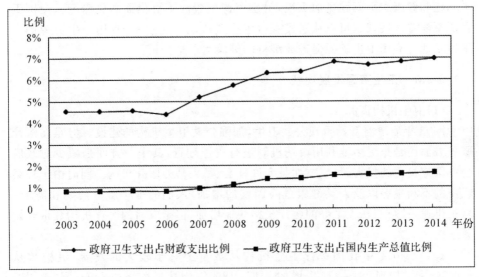

图 3-1 2003—2014 年我国政府卫生支出情况

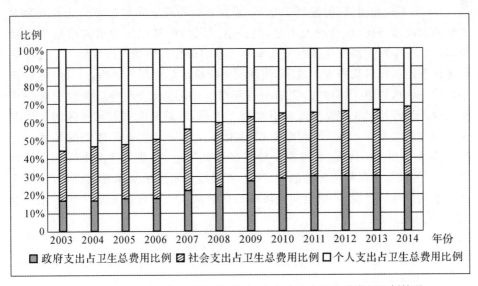

图 3-2 2003—2014 年我国政府、社会、个人支出占卫生总费用比例情况

3.2 我国整体卫生资源配置发展状况

从我国卫生资源配置改革与实践内容可以看出,2009 年后,国家对健康公平问题和健康水平问题更加重视,卫生资源配置改革更全面和更深刻。全国卫生资源配置发展现状可以从居民获得卫生资源的机会水平、利用卫生资源的水平以及通过利用卫生资源促进或维持的健康水平来分析。

3.2.1 卫生资源发展现状

(1)卫生机构资源

2003 年后政府开始重视公共卫生,加强公共卫生机构的建设。但是在医疗服务方面还是想更多地利用市场机制进行资源配置,其中一方面是减少对政府公办医疗机构的投入,另一方面是允许社会、私人举办医疗机构。同时由于社会经济的不断发展以及人类健康危险因素的增加,人们的卫生服务需要和需求[①]增长迅速,社会与私人举办的医疗机构快速增加,但是农村的医疗机构数量开始萎缩。

2003—2014 年我国医疗卫生机构从数量上有了较大的发展,机构数从806 243 家增加到 981 432 家,增加了 175 189 家,其中医院增加 8 096 家,基层医疗机构增加 142 642 家,专业公共卫生机构增加 5 322 家[②]。基层医疗机构数量从 2003 年不断地增长,但是到 2006 年后就开始呈现下降的趋势。这是因为卫生领域过度市场化,政府投入不足,经济落后区域的基层医疗机构数量不断减少,到 2006 年后经济发达区域私人举办的基层医疗机构增加的数量小于经济落后地区基层医疗机构减少的数量,使基层医疗机构总数呈下降趋势;2008—2009 年医疗卫生机构数大幅增加,之后呈逐年增加的趋势,2009 年新医改中有一项重点改革任务就是完善基层医疗卫生服务体系,着重对全国农村地区的乡镇卫生院和村卫生室进行建设,所以基层卫生机构数量又呈逐年增加的趋势。自2003 年非典型肺炎爆发后,国家开始重视公共卫生,专业公共卫生机构逐年增加,医院的数量呈逐年增加的趋势,2009 年后增长幅度更加明显,新医改后政府加强了县医院的建设,同时也向经济落后区域和人口密度稀疏地区的医院建设倾斜(见表 3 - 4)。

---

① 卫生服务需要是指达到理想健康状况应该利用的卫生服务,卫生服务需求是指由卫生服务利用的愿望并且能够进行支付。

② 2013 年卫生部和人口计生委合并,计划生育服务机构并入公共卫生机构,按照 2012 年公共卫生机构增长速度剔除计划生育服务机构并入的数量。

表 3 - 4　2003—2014 年我国医疗卫生机构发展情况　　单位:家

年份	医疗卫生机构	医院	基层医疗卫生机构	专业公共卫生机构数
2003	806 243	17 764	774 693	10 792
2004	849 140	18 393	817 018	10 878
2005	882 206	18 703	849 488	11 177
2006	918 097	19 246	884 818	11 269
2007	912 263	19 852	878 686	11 528
2008	891 480	19 712	858 015	11 485
2009	916 571	20 291	882 153	11 665
2010	936 927	20 918	901 709	11 835
2011	954 389	21 979	918 003	11 926
2012	950 297	23 170	912 620	12 083
2013	974 398	24 709	915 368	31 155
2014	981 432	25 860	917 335	35 029

说明:2008 年社区卫生服务中心(站)减少的原因是江苏省约 5 000 家农村社区卫生服务站划归村卫生室;2013 年起医疗卫生机构数包括原计生部门主管的计划生育技术服务机构

数据来源:《2015 中国卫生和计划生育统计年鉴》

　　在卫生资源配置改革中,政府一方面不断增加投入,承担应该承担的责任,另一方面也为社会办医、私人办医留有空间,构建公平竞争的环境。2014 年底,按医疗机构的主办单位划分,政府举办占 16.35%、社会举办占 49.14%、个人举办占 34.51%;政府提倡多元办医,并在医疗卫生领域留出市场空间,而在公共卫生服务领域 90%以上的机构都是政府举办的。按照医疗机构登记注册类型划分,55%的医疗机构都是公立性质;其中 54%的基层医疗机构是公立性质的,51%的医院机构是公立性质的,98%的专业公共卫生机构是公立性质的,详见表3 - 5。

表 3 - 5　2014 年我国各类医疗卫生机构数量　　　　单位:家

机构分类	按城乡分		按登记注册类型分		按主办单位分		
	城市	农村	公立	非公立	政府办	社会办	个人办
总计	156 256	825 176	542 616	438 816	160 381	482 191	338 613
医院	13 495	12 365	13 314	12 546	9 668	6 331	9 861
基层医疗卫生机构	132 269	785 066	491 885	425 450	116 948	471 722	328 665
专业公共卫生机构	9 198	25 831	34 382	647	31 140	3 617	26
其他医疗卫生机构	1 294	1 914	3 035	173	2 625	521	61

数据来源:《2015 中国卫生和计划生育统计年鉴》

(2)卫生人力资源

2003—2014 年卫生人力资源总量呈逐年增长趋势,卫生人员数量年均增长 4.64%。卫生技术人员数量年均增长率(5.12%)高于卫生人员增长率,说明卫生人员结构在不断调整,重点需要卫生技术人员。卫生技术人员中注册护士的年均增长率(8.17%)明显高于卫生技术人员增长率,说明卫生技术人员结构调整重点在护士数量的调整,按照国际经验,医生和护士的比例应该是 1:2,目前我国的平均水平还远低于国际水平,护士数量还有较大调整空间;执业(助理)医师年均增长率为 3.69%,低于卫生技术人员增长率。详见表 3 - 6。

表 3 - 6　2003—2014 年我国卫生人力资源发展情况　　　　单位:人

年份	卫生人员	卫生技术人员	执业(助理)医师	注册护士	乡村医生和卫生员
2003	6 216 971	4 380 878	1 942 364	1 265 959	867 778
2004	6 332 739	4 485 983	1 999 457	1 308 433	883 075
2005	6 447 246	4 564 050	2 042 135	1 349 589	916 532
2006	6 681 184	4 728 350	2 099 064	1 426 339	957 459
2007	6 964 389	4 913 186	2 122 925	1 558 822	931 761
2008	7 251 803	5 174 478	2 201 904	1 678 091	938 313
2009	7 781 448	5 535 124	2 329 206	1 854 818	1 050 991
2010	8 207 502	5 876 158	2 413 259	2 048 071	1 091 863
2011	8 616 040	6 202 858	2 466 094	2 244 020	1 126 443
2012	9 115 705	6 675 549	2 616 064	2 496 599	1 094 419
2013	9 790 483	7 210 578	2 794 754	2 783 121	1 081 063
2014	10 234 213	7 589 790	2 892 518	3 004 144	1 058 182

数据来源:《2015 中国卫生和计划生育统计年鉴》

截至 2014 年,政府举办医疗卫生机构的卫生人员占全医疗卫生机构卫生人员的 69%,社会力量举办医疗卫生机构的卫生人员占 18%,根据举办单位分类的医疗机构数量构成情况看,大规模的医疗卫生机构基本都是政府举办的。来自政府举办的医疗卫生机构的卫生技术人员占总卫生技术人员的 75%,来自社会举办的医疗卫生机构的卫生技术人员占总卫生技术人员的 13%。政府举办的医疗卫生机构垄断了大量的卫生技术人员,发展多元办医的格局,必须改革卫生人员聘用机制。详见表 3 - 7。

表 3 - 7　2014 年我国卫生人力资源结构

单位:人

人员分类	总计	按城乡分		按登记注册类型分		按主办单位分		
		城市	农村	公立	非公立	政府办	社会办	个人办
卫生人员	10 234 213	4 770 561	5 453 652	8 376 889	1 847 324	7 038 731	1 881 768	1 303 714
卫生技术人员	7 589 790	3 922 453	3 657 337	6 339 325	1 240 465	5 697 173	949 376	933 241
乡村医生和卫生员	1 058 182	\	1 058 182	696 391	361 791	117 864	733 326	206 992

数据来源:根据《2015 中国卫生和计划生育统计年鉴》整理。城市医疗机构没有乡村医生和卫生员,所以这里没有数据

3.2.2　卫生资源利用现状

2009—2014 年,全国门诊卫生服务资源利用平均水平逐年上升,增加了 38.53%;东部地区、中部地区和西部地区门诊卫生服务资源利用平均水平也呈上升趋势,其中增幅最大的是东部地区(43.10%),中部地区次之(37.77%),西部地区最后(30.13%),详见表 3 - 8。从人均门诊服务利用水平看,全国整体利用水平逐年上升,东部地区的平均水平明显高于中部和西部地区,中部地区利用水平最低,详见表 3 - 9。东部、中部、西部地区门诊卫生服务资源利用水平变化呈现的规律,与卫生领域国家对西部地区大力倾斜的政策有一定关系。

表 3 - 8　2009—2014 年全国门诊服务利用情况

单位:万人次

地区	2009 年	2010 年	2011 年	2012 年	2013 年	2014 年
总计	548 767	583 762	627 123	688 833	731 401	760 187
东部	270 939	290 766	314 746	347 650	371 150	387 706
中部	143 246	152 086	163 807	178 770	188 470	197 345
西部	134 582	140 910	148 570	162 413	171 781	175 136

数据来源:根据《2015 中国卫生和计划生育统计年鉴》整理

表 3-9　2009—2014 年全国人均门诊服务利用情况

单位:次/(人·年)

地区	2009 年	2010 年	2011 年	2012 年	2013 年	2014 年
总计	4.14	4.35	4.65	5.09	5.38	5.56
东部	5.03	5.28	5.68	6.22	6.60	6.85
中部	3.40	3.60	3.87	4.21	4.42	4.61
西部	3.70	3.91	4.10	4.46	4.69	4.75

数据来源:根据《2015 中国卫生和计划生育统计年鉴》和《中国统计年鉴》整理

2009—2014 年,全国住院服务资源利用水平逐年上升,增加了 54.2%;东部地区、中部地区、西部地区的住院服务资源利用水平都呈上升趋势,增幅最大的是西部地区(56.63%),中部地区次之(54.28%),东部地区最后(52.25%),详见表 3-10。人均住院服务利用水平呈现的规律与住院服务利用总水平一致,详见表 3-11。

表 3-10　2009—2014 年全国住院服务利用情况

单位:万人次

地区	2009 年	2010 年	2011 年	2012 年	2013 年	2014 年
总计	13 256	14 174	15 298	17 857	19 215	20 441
东部	5 114	5 555	6 010	6 841	7 265	7 787
中部	4 188	4 437	4 815	5 630	6 038	6 462
西部	3 954	4 181	4 472	5 387	5 913	6 193

数据来源:根据《2015 中国卫生和计划生育统计年鉴》整理

表 3-11　2009—2014 年全国人均住院服务利用情况

单位:次/(人·年)

地区	2009 年	2010 年	2011 年	2012 年	2013 年	2014 年
总计	0.10	0.11	0.11	0.13	0.14	0.15
东部	0.09	0.10	0.11	0.12	0.13	0.14
中部	0.10	0.10	0.11	0.13	0.14	0.15
西部	0.11	0.12	0.12	0.15	0.16	0.17

数据来源:根据《2015 中国卫生和计划生育统计年鉴》和《中国统计年鉴》整理

2009—2014 年,全国健康体检资源利用平均水平前两年上升明显,后四年趋于平稳,增幅为 62.24%;东部地区健康体检资源利用平均水平呈逐年小幅上升趋势,中部地区、西部地区健康体检资源利用平均水平前两年增加明显,后四年趋于稳定,增幅最大的是西部地区(93.17%),中部次之(90.18%),东部地区最后(36.97%),详见表 3 - 12。从人均健康体检服务利用水平看,东部地区高于西部地区和中部地区,详见表 3 - 13。

表 3 - 12　2009—2014 全国健康体检服务利用情况 单位:万人次

地区	2009 年	2010 年	2011 年	2012 年	2013 年	2014 年
总计	22 994	28 705	34 370	36 703	38 833	37 306
东部	12 355	13 830	14 871	15 753	16 417	16 923
中部	5 562	7 602	9 836	10 615	12 542	10 577
西部	5 077	7 273	9 662	10 335	9 873	9 805

数据来源:根据《2015 中国卫生和计划生育统计年鉴》整理

表 3 - 13　2009—2014 年全国人均健康体检服务利用情况

单位:次/(人·年)

地区	2009 年	2010 年	2011 年	2012 年	2013 年	2014 年
总计	0.17	0.21	0.26	0.27	0.29	0.27
东部	0.23	0.25	0.27	0.28	0.29	0.30
中部	0.13	0.18	0.23	0.25	0.29	0.25
西部	0.14	0.20	0.27	0.28	0.27	0.27

数据来源:根据《2015 中国卫生和计划生育统计年鉴》和《中国统计年鉴》整理

3.2.3　健康水平现状

2003—2014 年我国居民健康水平明显提升,5 岁及以下儿童死亡率下降了 60.87%,2014 年为 11.7‰;孕产妇死亡率下降了 57.70%,2014 年为 10 万分之 21.7,详见表 3 - 14;预期寿命从 2000 年到 2010 年增加了 1.93 岁,女性预期寿命高于男性,详见表 3 - 15。与英国、日本、德国、澳大利亚相比还有一定差距[①]。

---

①　根据《2015 年中国卫生和计划生育统计年鉴》中世界健康状况统计表,英国、日本、德国、澳大利亚、美国 2013 年 5 岁以下儿童死亡率(千分之)分别是 4.6、2.9、3.9、9.2、6.9;孕产妇死亡率(10 万分之)分别是 8、6、7、6、28;预期寿命(岁)分别是 81、84、81、83、79。

表 3-14　2003—2014 年全国 5 岁及以下儿童与孕产妇死亡率情况

项目	2003 年	2004 年	2005 年	2006 年	2007 年	2008 年
5 岁以下儿童死亡率/(‰)	29.9	25.0	22.5	20.6	18.1	18.5
孕产妇死亡率/(1/10 万)	51.3	48.3	47.7	41.1	36.6	34.2
项目	2009 年	2010 年	2011 年	2012 年	2013 年	2014 年
5 岁以下儿童死亡率/(‰)	17.2	16.4	15.6	13.2	12.0	11.7
孕产妇死亡率/(1/10 万)	31.9	30.0	26.1	24.5	23.2	21.7

数据来源:根据《2015 中国卫生和计划生育统计年鉴》整理

表 3-15　1990—2010 年全国预期寿命情况

项目	1990 年	2000 年	2010 年
男	66.84 岁	69.63 岁	72.38 岁
女	70.47 岁	73.33 岁	77.37 岁
合计	68.55 岁	71.4 岁	73.33 岁

数据来源:根据《2015 中国卫生和计划生育统计年鉴》整理

3.3　城乡之间卫生资源配置差异状况

自改革开放以来,城乡经济发展水平的差距越来越大,随着卫生领域引入市场机制来配置资源,城乡之间卫生资源配置水平的差距越来越大。2003 年后,国家卫生资源配置逐渐调整方向,将公平性放在首位,通过分析城乡在卫生资源获得机会、利用水平以及居民健康水平的差异,来了解城乡之间卫生资源配置差异的变化趋势。

3.3.1　城乡居民获得卫生资源机会差异分析

城乡居民获得卫生资源机会的差异情况,可以通过到达最近医疗单位的难易程度和每千人拥有卫生技术人员数量指标来分析。

(1)城乡到达最近医疗单位的难易程度差异分析

2003 年、2008 年、2013 年卫生部实施了全国第三次、第四次、第五次卫生服务调查。表 3-16 是这三次国家卫生服务调查关于我国居民到达最近医疗单位的难易程度问题的调查情况。到最近医疗点距离在 1 km 以内的比例从 2003 年(67.2%)到 2013 年(63.9%)是下降的,到最近医疗点距离在 5 km 以上的比例从 2003 年(3.5%)到 2008 年(4.5%)上升,再到 2013 年(3.4%)下降。到最近医疗点时间在 20 min 以内的比例从 2003 年(86.6%)到 2013 年(91.9%)是逐渐上升的。可以看出从 2003 年到 2013 年全国居民到达最近医疗单位的难易程度改善了。

虽然全国到达最近医疗机构的难易程度整体上改善了,但是城乡之间存在明显差异。到达最近医疗点不足 1 km 的比例,2003 年城市为 81.8%,农村为 61.1%,2013 年城市为 71%,农村为 56.7%。到达最近医疗点 5 km 以上的比例,2003 年城市为 0.4%,农村为 4.8%,2013 年城市为 1.8%,农村为 5.0%。到最近医疗点时间在 20 min 以内的比例,2003 年城市为 96.4%,农村为 85.5%,城乡相差 10.9%;2013 年城市为 94.7%,农村为 89.1%,城乡相差 5.6%。农村地区到达医疗机构的难易程度明显比城市差,但差距逐渐缩小,城乡在利用卫生机构资源机会公平性有所改善(见表 3－16)。

表 3－16　2003—2013 年到最近医疗单位距离和时间构成统计

单位:%

年度	衡量分类	衡量标准	合计	城市	农村
2003	到最近医疗点距离	不足 1 km	67.2	81.8	61.1
		1 km	15.9	10.4	18.2
		2 km	7.7	4.2	9.2
		3 km	3.7	2.4	4.2
		4 km	2.0	0.7	2.5
		5 km 及以上	3.5	0.4	4.8
	到最近医疗点所需时间	10 min 以内	71.2	81.6	66.9
		10 min	17.4	14.8	18.5
		20 min	6.3	2.6	7.8
		30 min 以上	5.1	1	6.8
2008	到最近医疗点距离	不足 1 km	65.6	83.5	58.0
		1 km	15.5	10	17.9
		2 km	8.4	4.3	10.1
		3 km	3.9	1.3	5.0
		4 km	2.0	0.5	2.6
		5 km 及以上	4.5	0.5	6.3

续 表

年度	衡量分类	衡量标准	合计	城市	农村
2008	到最近医疗点所需时间	10 min 以内	69.9	80.2	65.6
		10 min	19.0	16.9	19.8
		20 min	6.9	2.3	8.8
		30 min 以上	4.2	0.7	5.7
2013	到最近医疗点距离	不足 1 km	63.9	71	56.7
		1 km	16.7	15.1	18.3
		2 km	9.7	7.7	11.6
		3 km	4.2	3.1	5.3
		4 km	2.1	1.3	3.0
		5 km 及以上	3.4	1.8	5.0
	到最近医疗点所需时间	15 min 及以内	84.0	87.8	80.2
		16～20 min	7.9	6.9	8.9
		20 min 以上	8.1	5.1	10.9

数据来源:根据《2015 中国卫生统计年鉴》整理

(2)城乡卫生人力资源拥有差异分析

从表 3-17 可以看出,虽然 2003—2014 年全国千人口卫生技术人员增长了 0.59%,但是城市千人口卫生技术人员与农村千人口卫生技术人员之比从 2.16 上升到 2.57,差距逐渐增大。千人口执业(助理)医师城乡之比从 2003 年的 2.05 增加到 2014 年的 2.34,差距也逐渐增加。千人口注册护士城乡之比从 2003 年 3.18 的增加到 2014 年的 3.28,差距还是在逐渐增加。由此,可以看出城乡利用卫生人力资源机会公平性是逐年恶化的。

表 3-17 城乡卫生人力资源差异情况 单位:人

年度	千人口卫生技术人员			千人口执业(助理)医师			千人口注册护士		
	全国	城市	农村	全国	城市	农村	全国	城市	农村
2003	3.48	4.88	2.26	1.54	2.13	1.04	1.00	1.59	0.50
2004	3.53	4.99	2.24	1.57	2.18	1.04	1.03	1.63	0.50
2005	3.50	5.82	2.69	1.56	2.46	1.26	1.03	2.10	0.65

续 表

年度	千人口卫生技术人员			千人口执业（助理）医师			千人口注册护士		
	全国	城市	农村	全国	城市	农村	全国	城市	农村
2006	3.60	6.09	2.70	1.60	2.56	1.26	1.09	2.22	0.66
2007	3.72	6.44	2.69	1.61	2.61	1.23	1.18	2.42	0.70
2008	3.90	6.68	2.80	1.66	2.68	1.26	1.27	2.54	0.76
2009	4.15	7.15	2.94	1.75	2.83	1.31	1.39	2.82	0.81
2010	4.39	7.62	3.04	1.80	2.97	1.32	1.53	3.09	0.89
2011	4.61	6.68	2.66	1.83	2.62	1.1	1.67	2.62	0.79
2012	4.94	8.54	3.41	1.94	3.19	1.4	1.85	3.65	1.09
2013	5.27	9.18	3.64	2.04	3.39	1.48	2.04	4	1.22
2014	5.56	9.7	3.77	2.12	3.54	1.51	2.2	4.3	1.31

数据来源：根据《2015 中国卫生统计年鉴》整理

3.3.2　城乡居民卫生资源配置利用水平差异分析

城乡卫生资源利用的公平性也可从两个角度进行分析：从卫生资源产出的角度和卫生资源消耗的货币表示的角度。从卫生资源产出的角度分析包括城乡居民对门诊服务资源和住院服务资源利用的差异以及利用这些资源机构的差异。从卫生资源消耗的货币表示的角度分析主要是城乡卫生总费用的差异。

（1）卫生服务利用差异分析

根据我国 2003—2013 年三次国家卫生服务调查的数据，分析城乡门诊服务资源和住院服务资源利用差异。从表 3 - 18 可以看出，2003—2013 年，全国居民两周患病率[①]呈上升趋势，城市和农村的两周患病率也呈上升趋势。城市两周患病率水平明显高于农村两周患病率水平，一方面由于城市人口老年化程度高于农村，慢性非感染性疾病患病率高；另一方面由于城市居民教育水平和健康意识以及对疾病的认同程度高于农村，自报疾病比农村多。2003—2013 年，全国居民和农村两周就诊率[②]呈下降趋势，城市居民两周就诊率呈上升趋势。从两周患病率和两周就诊率差异来看，农村居民的门诊服务资源利用情况好于城

---

①　调查居民中两周内患病人（次）数与调查总人数之比。
②　调查居民中两周内就诊人（次）数与调查总人数之比。

市,城市居民自我医疗或不治疗的现象,比农村严重,这可能是因为城市药店资源分布丰富,更容易发生自我医疗的现象。2003—2013年,全国、城市、农村居民住院率不断上升,2003年、2008年城市住院率略高于农村,到2013年只差0.1%。城乡居民利用住院服务资源的差异越来越小。

表3-18　我国居民两周就诊率和住院率　　　　单位:%

指标	全国			城市			农村		
	2003年	2008年	2013年	2003年	2008年	2013年	2003年	2008年	2013年
两周患病率	14.3	18.9	24.1	15.3	22.2	28.2	13.9	17.7	20.2
两周就诊率	13.4	14.5	13.0	11.8	12.7	13.3	13.9	15.2	12.8
住院率	3.6	6.8	9.0	4.2	7.1	9.1	3.4	6.8	9.0

备注:国家卫生服务调查地区居民两周就诊率和住院率

数据来源:根据《2015中国卫生统计年鉴》整理

(2)城乡卫生总费用差异分析

从表3-19可以看出,2003—2013年我国城乡卫生总费用快速增长,城市卫生总费用占比不断上升,城乡人均卫生总费用之比呈下降趋势,城乡居民卫生资源消耗差距缩小,卫生资源利用公平性上升。

表3-19　2003—2013年我国城乡卫生总费用

年度	卫生总费用/亿元					人均卫生总费用/元			
	合计	城市	占比	农村	占比	合计	城市	农村	城乡之比
2003	6 584.10	4 150.32	63%	2 433.78	37%	510	1 109	275	4.03
2004	7 590.29	4 939.21	65%	2 651.08	35%	584	1 262	302	4.18
2005	8 659.91	6 305.57	73%	2 354.34	27%	662	1 126	316	3.56
2006	9 843.34	7 174.73	73%	2 668.61	27%	749	1 248	362	3.45
2007	11 573.97	8 968.70	77%	2 605.27	23%	876	1 516	358	4.23
2008	14 535.40	11 251.90	77%	3 283.50	23%	1 095	1 862	455	4.09
2009	17 541.92	13 535.61	77%	4 006.31	23%	1 314	2 177	562	3.87
2010	19 980.39	15 508.62	78%	4 471.77	22%	1 490	2 316	666	3.48
2011	24 345.91	18 571.87	76%	5 774.04	24%	1 807	2 698	879	3.07
2012	28 119.00	21 280.46	76%	6 838.54	24%	2 077	2 999	1 065	2.82
2013	31 668.95	23 644.95	75%	8 024.00	25%	2 327	3 234	1 274	2.54

数据来源:根据《2015中国卫生统计年鉴》整理

3.3.3　城乡居民健康水平差异分析

从表 3 - 20 可以看出,2003—2014 年城乡 5 岁及以下儿童死亡率和孕产妇死亡率逐年降低,而且下降速度明显,都超过 50%,农村降低的幅度更大。孕产妇死亡率的城乡差距逐渐缩小,到 2014 年二者只差 1.7/10 万;5 岁及以下儿童死亡率的城乡差异也呈下降趋势,但是差距依然明显,农村是城市的 2.4 倍。城市 5 岁及以下儿童死亡率接近甚至低于发达国家 5 岁及以下儿童死亡率。2013年,英国 5 岁及以下儿童死亡率为 4.6‰,美国为 6.9‰、日本为 2.9‰。

表 3 - 20　我国 5 岁及以下儿童和孕产妇死亡率统计

年度	5 岁及以下儿童死亡率/(‰)			孕产妇死亡率/(1/10 万)		
	全国	城市	农村	全国	城市	农村
2003	29.9	14.8	33.4	51.3	27.6	65.4
2004	25.0	12.0	28.5	48.3	26.1	63.0
2005	22.5	10.7	25.7	47.7	25.0	53.8
2006	20.6	9.6	23.6	41.1	24.8	45.5
2007	18.1	9.0	21.8	36.6	25.2	41.3
2008	18.5	7.9	22.7	34.2	29.2	36.1
2009	17.2	7.6	21.1	31.9	26.6	34.0
2010	16.4	7.3	20.1	30.0	29.7	30.1
2011	15.6	7.1	19.1	26.1	25.2	26.5
2012	13.2	5.9	16.2	24.5	22.2	25.6
2013	12.0	6.0	14.5	23.2	22.4	23.6
2014	11.7	5.9	14.2	21.7	20.5	22.2

备注:监测地区数据

数据来源:根据《2015 中国卫生统计年鉴》整理

3.3.4　城乡差异综合分析

在卫生资源配置机会公平方面,2003—2013 年,到达最近医疗机构需要花费的时间,20 min 以内到达的比例不断增加,而且城乡差异不断缩小。在拥有卫生人力资源情况方面,2003—2013 年,虽然城市和农村的千人口拥有卫生人力资源不断增加,但城乡之间的差距不断增加,特别是关键的卫生人力资源:执业（助理）医师和注册护士拥有情况差距增长得更快。由此可以看出，城乡卫生资源利用的机会水平总体上在上升，但是城乡之间卫生资源配置的机会公平性没有得到改善，甚至变差。

在卫生资源配置利用公平方面，2003—2013 年，门诊卫生服务资源和住院服务资源利用公平性得到明显改善，城乡两周就诊率和住院率相近，其中农村卫生资源利用水平提高最为明显。从卫生资源消耗卫生总费用分析，2003—2013 年，城乡卫生总费用增长迅速，城乡卫生资源利用提高明显；城乡人均卫生总费用之比逐年缩小，城乡卫生资源消耗公平性提高，但是二者差距仍较大，城市是农村的 2.5 倍。由于城乡卫生资源利用率相近，卫生资源消耗差异说明卫生资源利用质量差异，城市居民利用了更高质量的卫生资源。

在卫生资源配置结果公平方面，2003—2014 年，孕产妇死亡率和 5 岁及以下儿童死亡率逐年下降，健康结果逐年得到改善；城乡差异不断缩小，城乡卫生资源利用结果公平性得到改善，但是城乡差距仍然明显。

第4章 卫生资源配置公平性分析

从我国卫生资源配置的改革与现状可知,自2003年非典型肺炎爆发后,我国卫生事业开始越来越受到国家的重视,特别是公共卫生领域。2007年"看病难,看病贵"问题成为社会民生的重大问题,相关学者认为政府在卫生领域没有承担应该承担的责任,医疗机构由于过度市场化,缺失公益性,致使"看病难,看病贵"成为社会民生的重大问题。2009年我国掀起了新一轮医改,致力于改善和解决我国卫生领域的诸多问题,特别是公平性问题。根据第3章卫生资源配置公平性内涵的理论框架,本章从机会公平、利用公平、结果公平三个方面评价我国2003—2014年卫生资源配置的公平性及其变动趋势,并尝试分析我国卫生资源配置改革的效果。

4.1 机会公平分析

在我国31个省(直辖市、自治区)之间合理、均衡地配置卫生资源,才有可能实现利用卫生服务机会的公平性。卫生资源按自然属性划分,种类繁多,但是各类资源配置是相互关联的。选择关键卫生资源指标,可以代表卫生资源配置的整体水平,可以从分析医疗机构分布、卫生技术人员分布评价机会公平。

4.1.1 省际卫生资源配置发展状况

(1)卫生机构资源

从各省份医疗卫生机构增加情况来看,西藏增幅最大,为128%,增长30%以上的省份分别是湖北、江西、山西、山东、内蒙古、广东、新疆和北京;安徽省出现了负增长,卫生机构数减少了8%,增长5%以下的省份分别是江苏、天津、黑龙江和贵州。详见表4-1。

三级医院是提供高水平专科性医疗卫生服务和执行高等教育、科研任务的跨区域医院。500床位及以上规模医院是根据医院病床数量进行划分的,床位规模也代表了医院规模,因为其他各类卫生资源是根据床位数量进行配置的,所以三级医院和500床位及以上规模医院代表了医疗卫生资源中高级别的、优质的卫生资源。2003—2014年,三级医院和500床位及以上规模医院分别增长了

21%(1 327家)和230%(2 003家)。三级医院增长率5倍以上的省份是贵州、甘肃、福建、安徽、浙江,增长最少的是天津。500床位及以上规模医院增长4倍以上的省份是陕西、重庆、青海、湖南,西藏是从没有500床位及以上规模医院到有一家500床位及以上规模医院。

从各省近12年卫生机构的发展来看,社会经济发展相对落后的西部地区、中部地区的省份,卫生资源总量与质量增加明显,省际资源配置向均衡调整。

表4-1 各省2003—2014年卫生机构配置情况　　　　单位:家

省份	医疗卫生机构			三级医院			500床位及以上规模医院		
	2003年	2008年	2014年	2003年	2008年	2014年	2003年	2008年	2014年
北京	7 221	9 620	9 638	39	50	73	41	62	69
天津	4 920	4 437	4 990	29	36	39	17	24	34
河北	62 260	74 484	78 895	29	39	62	32	56	82
山西	28 602	31 512	40 777	13	39	50	21	38	53
内蒙古	17 355	18 718	23 426	11	30	55	14	27	47
辽宁	32 827	34 600	35 441	43	86	116	73	86	139
吉林	16 600	18 547	19 891	15	21	43	26	37	55
黑龙江	20 808	20 725	21 229	43	66	86	31	53	78
上海	4 007	4 317	4 984	26	30	44	44	56	72
江苏	31 758	29 943	31 995	25	64	135	48	102	180
浙江	26 692	29 457	30 358	19	76	123	50	73	130
安徽	26 894	27 172	24 824	9	30	61	25	51	119
福建	23 529	21 948	28 030	8	35	59	20	31	77
江西	27 217	34 001	38 873	9	26	52	17	30	75
山东	55 612	69 162	77 012	36	86	116	64	125	223
河南	57 951	73 582	71 154	27	35	87	45	75	207
湖北	21 155	32 058	36 077	40	60	101	55	60	151
湖南	49 007	58 845	61 571	23	42	66	29	50	164
广东	35 777	42 957	48 085	43	73	132	56	92	202
广西	28 277	31 636	34 667	30	46	56	29	37	81

续 表

省份	医疗卫生机构			三级医院			500 床位及以上规模医院		
	2003 年	2008 年	2014 年	2003 年	2008 年	2014 年	2003 年	2008 年	2014 年
海南	4 426	4 517	5 075	6	6	11	5	6	12
重庆	17 701	16 035	18 767	14	18	23	11	16	59
四川	71 356	70 827	81 070	26	47	125	34	51	166
贵州	28 413	24 204	28 995	6	21	49	12	19	59
云南	22 136	22 142	24 281	10	37	54	19	34	73
西藏	2 986	4 744	6 795	1	2	4	0	2	1
陕西	33 210	32 950	37 247	20	34	50	16	41	83
甘肃	24 091	25 276	27 916	5	25	37	16	24	57
青海	5 561	5 794	6 241	7	7	14	2	3	11
宁夏	3 817	4 141	4 255	3	5	8	4	7	12
新疆	14 077	13 129	18 873	12	20	23	14	27	54

数据来源:根据 2004、2009、2015 年《中国卫生统计年鉴》整理

1)辖区人口分摊卫生机构资源差异分析

通过分析各省每万人口拥有医疗卫生机构资源指标,分析各省卫生资源利用机会发展状况。2003—2014 年,大部分省份特别是西部和中部省份呈递增的趋势。增长幅度越大说明之前的基层医疗机构网络越不健全,因为在配置基层卫生机构资源时有服务半径和患者到达时间的要求。西藏是增幅最大的省份,说明西藏之前在各省份中卫生资源配置水平也最低。呈现微弱递减趋势的是 4个直辖市、江苏和安徽,这说明它们的基层卫生机构网络之前就比较完善,同时又拥有较多高级别和大规模的卫生机构,随着人口的增长,这一指标呈微弱的递减趋势。详见表 4-2。

2003—2014 年,每个省份每万人口拥有三级医院机构数和每万人口拥有500 床位及以上规模医院机构数都是呈递增的趋势,说明我国重医疗轻预防的观念还未转变,慢性病干预方面的公共卫生资源还需要提高质量、增加数量;同时也说明利用高级别、优质卫生资源的需求增长迅速,其中造成这一需求增长的因素有合理的也有不合理的。合理的因素可能是疑难杂症患病增加,如我国的心脑血管疾病、癌症、慢性呼吸系统疾病患病率不断增加;不合理的因素可能是信息不对称导致的供方(医生、医疗机构)诱导需求,以及需方(患者)第三方支付

（医疗保险）导致的过度利用。

表 4 - 2　各省 2003—2014 年每万人口拥有卫生机构资源情况

单位：家

省份	每万人口拥有医疗卫生机构数			每万人口拥有三级医院机构数			每万人口拥有 500 床位及以上规模医院机构数		
	2003 年	2008 年	2014 年	2003 年	2008 年	2014 年	2003 年	2008 年	2014 年
北京	4.959 5	5.432 0	4.479 5	0.026 8	0.028 2	0.033 9	0.028 2	0.035 0	0.032 1
天津	4.866 5	3.773 0	3.289 8	0.028 7	0.030 6	0.025 7	0.016 8	0.020 4	0.022 4
河北	9.197 8	10.657 6	10.685 0	0.004 3	0.005 6	0.008 4	0.004 7	0.008 0	0.011 1
山西	8.630 7	9.239 3	11.178 0	0.003 9	0.011 4	0.013 7	0.006 3	0.011 1	0.014 5
内蒙古	7.274 4	7.657 7	9.352 4	0.004 6	0.012 3	0.022 0	0.005 9	0.011 0	0.018 8
辽宁	7.797 4	8.018 5	8.071 3	0.010 2	0.019 9	0.026 4	0.017 3	0.019 9	0.031 7
吉林	6.139 1	6.783 3	7.226 8	0.005 5	0.007 7	0.015 6	0.009 6	0.013 5	0.020 0
黑龙江	5.454 3	5.418 2	5.538 5	0.011 3	0.017 3	0.022 4	0.008 1	0.013 9	0.020 3
上海	2.269 2	2.016 7	2.054 7	0.014 7	0.014 0	0.018 1	0.024 9	0.026 2	0.029 7
江苏	4.258 2	3.857 4	4.019 4	0.003 4	0.008 2	0.017 0	0.006 4	0.013 1	0.022 6
浙江	5.495 8	5.651 3	5.511 6	0.003 9	0.014 6	0.022 3	0.010 3	0.014 0	0.023 6
安徽	4.363 8	4.429 0	4.080 9	0.001 5	0.004 9	0.010 0	0.004 1	0.008 3	0.019 6
福建	6.718 8	6.031 3	7.364 7	0.002 3	0.009 6	0.015 5	0.005 7	0.008 5	0.020 2
江西	6.398 0	7.727 3	8.558 3	0.002 1	0.004 9	0.011 4	0.004 0	0.006 6	0.016 5
山东	6.094 5	7.344 2	7.866 9	0.003 9	0.009 1	0.011 8	0.007 0	0.013 3	0.022 8
河南	5.994 7	7.803 8	7.540 7	0.002 8	0.003 7	0.009 2	0.004 7	0.008 0	0.021 9
湖北	3.721 2	5.613 4	6.203 1	0.007 0	0.010 5	0.017 4	0.009 7	0.010 5	0.026 0
湖南	7.355 1	9.223 4	9.138 9	0.006 6	0.009 8	0.024 3	0.004 4	0.007 8	0.024 3
广东	3.991 8	4.342 0	4.483 9	0.004 8	0.007 4	0.012 3	0.006 2	0.009 3	0.018 8
广西	5.821 9	6.568 9	7.292 2	0.006 2	0.009 6	0.011 8	0.006 0	0.007 7	0.017 0
海南	5.457 5	5.288 1	5.617 2	0.007 4	0.007 0	0.012 2	0.006 2	0.007 0	0.013 3
重庆	6.314 6	5.648 1	6.273 7	0.005 0	0.006 3	0.007 7	0.003 9	0.005 6	0.019 7
四川	8.727 5	8.703 2	9.959 2	0.003 2	0.005 8	0.015 4	0.004 2	0.006 3	0.020 4
贵州	7.341 9	6.730 8	8.265 3	0.001 6	0.005 8	0.014 0	0.003 1	0.005 3	0.016 8

续 表

省份	每万人口拥有医疗卫生机构数			每万人口拥有三级医院机构数			每万人口拥有 500 床位及以上规模医院机构数		
	2003 年	2008 年	2014 年	2003 年	2008 年	2014 年	2003 年	2008 年	2014 年
云南	5.058 5	4.873 9	5.150 9	0.002 3	0.008 1	0.011 5	0.004 3	0.007 5	0.015 5
西藏	10.971 5	16.228 2	21.398 2	0.003 7	0.006 8	0.012 6	0.000 0	0.006 8	0.003 1
陕西	9.044 7	8.862 3	9.866 4	0.005 4	0.009 1	0.013 2	0.004 4	0.011 0	0.022 0
甘肃	9.495 2	9.908 7	10.775 1	0.002 0	0.008 7	0.014 3	0.006 3	0.009 4	0.022 0
青海	10.413 9	10.452 8	10.697 3	0.013 1	0.012 6	0.024 0	0.003 7	0.005 4	0.018 9
宁夏	6.581 0	6.704 0	6.432 0	0.005 2	0.008 1	0.012 1	0.006 9	0.011 3	0.018 1
新疆	7.278 7	6.161 5	8.211 1	0.006 2	0.009 4	0.010 0	0.007 2	0.012 7	0.023 5

数据来源:根据 2004、2009、2015 年《中国卫生统计年鉴》整理

2)辖区面积分摊的卫生机构资源差异分析

虽然卫生资源配置的主要决定因素是人口数量,但是对于主要提供基本公共卫生服务和基本医疗服务的卫生机构的配置必须要考虑服务半径、服务面积,改善卫生资源配置的机会公平,还必须要考虑辖区面积。同时,高级别的优质卫生资源,也必须在一定程度上考虑服务面积。2003—2014 年各省每 10 km² 卫生机构资源配置数量都是增加的,因为辖区面积是不变的,而卫生机构的绝对数量在增加,详见表 4-3。

表 4-3　各省 2003—2014 年每 10 km² 卫生机构配置情况　单位:家

省份	医疗卫生机构			三级医院机构			500 床位及以上规模医院机构		
	2003 年	2008 年	2014 年	2003 年	2008 年	2014 年	2003 年	2008 年	2014 年
北京	4.400 2	5.862 1	5.873 1	0.023 8	0.030 5	0.044 5	0.025 0	0.037 8	0.042 0
天津	4.128 4	3.723 2	4.187 2	0.024 3	0.030 2	0.032 7	0.014 3	0.020 1	0.028 5
河北	3.304 1	3.952 8	4.186 9	0.001 5	0.002 1	0.003 3	0.001 7	0.003 0	0.004 4
山西	1.825 1	2.010 8	2.602 0	0.000 8	0.002 5	0.003 2	0.001 8	0.002 4	0.003 4
内蒙古	0.151 6	0.163 5	0.204 6	0.000 1	0.000 3	0.000 5	0.000 1	0.000 2	0.000 4
辽宁	2.217 1	2.336 8	2.393 6	0.002 9	0.005 5	0.007 8	0.004 9	0.005 8	0.009 4
吉林	0.868 5	0.970 4	1.040 7	0.000 8	0.001 1	0.002 2	0.001 4	0.001 9	0.002 9
黑龙江	0.459 7	0.457 9	0.469 0	0.000 9	0.001 5	0.001 9	0.000 7	0.001 2	0.001 7

续 表

省份	医疗卫生机构			三级医院机构			500 床位及以上规模医院机构		
	2003 年	2008 年	2014 年	2003 年	2008 年	2014 年	2003 年	2008 年	2014 年
上海	4.863 4	5.239 7	6.049 3	0.031 6	0.036 4	0.053 4	0.053 4	0.068 0	0.087 4
江苏	2.975 2	2.805 2	2.997 4	0.002 3	0.006 0	0.012 6	0.004 5	0.009 6	0.016 9
浙江	2.532 5	2.794 9	2.880 3	0.001 8	0.007 2	0.011 7	0.004 7	0.006 9	0.012 3
安徽	1.919 3	1.939 1	1.771 6	0.000 6	0.002 1	0.004 4	0.001 8	0.003 6	0.008 5
福建	1.897 3	1.769 8	2.260 2	0.000 7	0.002 8	0.004 5	0.001 6	0.002 5	0.006 2
江西	1.630 8	2.037 3	2.329 2	0.000 5	0.001 6	0.003 1	0.001 0	0.001 8	0.004 5
山东	3.539 3	4.401 7	4.901 3	0.002 3	0.005 5	0.007 4	0.004 1	0.008 0	0.014 2
河南	3.500 8	4.445 1	4.298 4	0.001 6	0.002 1	0.005 3	0.002 7	0.004 1	0.012 5
湖北	1.138 0	1.724 6	1.940 8	0.002 2	0.003 2	0.005 4	0.003 0	0.003 2	0.008 1
湖南	2.313 2	2.777 6	2.906 3	0.001 1	0.002 0	0.003 1	0.001 4	0.002 4	0.007 7
广东	1.989 7	2.389 0	2.674 2	0.002 4	0.004 1	0.007 3	0.003 1	0.005 1	0.011 2
广西	1.190 3	1.331 7	1.459 3	0.001 3	0.001 9	0.002 4	0.001 4	0.002 0	0.003 4
海南	1.251 9	1.277 7	1.435 5	0.001 7	0.001 7	0.003 1	0.001 4	0.001 7	0.003 4
重庆	2.151 6	1.949 1	2.281 2	0.001 7	0.002 2	0.002 8	0.001 3	0.001 9	0.007 2
四川	1.474 1	1.463 2	1.674 8	0.000 5	0.001 0	0.002 6	0.000 7	0.001 1	0.003 4
贵州	1.613 0	1.374 0	1.646 0	0.000 5	0.001 2	0.002 8	0.000 7	0.001 1	0.003 3
云南	0.577 7	0.577 8	0.633 6	0.000 3	0.001 0	0.001 4	0.000 5	0.000 9	0.001 9
西藏	0.024 8	0.039 5	0.056 5	0.000 0	0.000 0	0.000 0	0.000 0	0.000 0	0.000 0
陕西	1.613 7	1.601 1	1.809 9	0.000 7	0.001 7	0.002 4	0.000 8	0.002 0	0.004 0
甘肃	0.596 2	0.625 5	0.690 8	0.000 1	0.000 6	0.000 9	0.000 4	0.000 6	0.001 4
青海	0.077 5	0.080 8	0.087 0	0.000 1	0.000 1	0.000 2	0.000 0	0.000 0	0.000 2
宁夏	0.734 7	0.797 0	0.819 0	0.000 6	0.001 0	0.001 5	0.000 8	0.001 3	0.002 3
新疆	0.084 6	0.078 9	0.113 4	0.000 1	0.000 1	0.000 1	0.000 1	0.000 1	0.000 3

数据来源:根据 2004、2009、2015 年《中国卫生统计年鉴》整理

(2)卫生人力资源

卫生人力资源在各类卫生资源中是最关键的,因为其他卫生资源必须通过

卫生人力资源才能发挥作用,同时卫生人力资源是直接面对居民提供卫生服务的。2003—2014 年全国卫生人力资源总量大幅增长,其中卫生技术人员增长76％,执业(助理)医师增长 55％,注册护士增长 137％。卫生技术人员增长幅度最大的省份是贵州,增长 119％;增长最少的是吉林,增长 18％。执业(助理)医师增长幅度最大的省份是广东,增长 99％;增长最少的是辽宁,增长 9％。注册护士增长幅度最大的省份是贵州,增长 208％;增长最少的是吉林,增长 43％。各省注册护士增长幅度均高于执业(助理)医师增长幅度,说明卫生人力资源结构趋于合理,同时呈现经济发达以及人口密度大的省份卫生人力资源增长较快。详见表 4－4。

表 4－4　各省 2003—2014 年卫生人力资源配置情况　　单位:人

省份	卫生技术人员			执业(助理)医师			注册护士		
	2003 年	2008 年	2014 年	2003 年	2008 年	2014 年	2003 年	2008 年	2014 年
北京	112 043	150 411	213 245	47 819	59 053	79 949	39 875	55 411	88 488
天津	60 795	65 161	84 880	25 808	25 890	33 340	19 633	21 979	31 577
河北	216 962	247 451	351 513	97 141	109 968	157 725	50 992	69 038	121 845
山西	143 810	159 591	209 474	66 778	72 259	89 835	39 297	48 765	79 055
内蒙古	101 153	109 727	154 483	49 344	49 542	62 182	25 566	31 459	56 723
辽宁	210 705	217 904	256 284	92 835	90 714	101 636	71 890	80 470	105 828
吉林	128 638	127 905	151 427	57 016	57 523	63 234	40 076	41 066	57 433
黑龙江	149 964	161 939	212 207	63 876	66 771	81 371	44 989	51 353	77 720
上海	102 211	127 471	164 054	44 136	51 047	61 202	37 894	48 758	71 929
江苏	242 586	291 125	458 503	103 428	119 461	178 551	73 508	100 736	188 767
浙江	173 010	242 908	375 902	79 310	101 893	145 725	49 298	78 284	145 141
安徽	152 665	187 770	268 039	62 112	73 826	103 742	42 306	60 856	111 497
福建	96 902	103 341	206 516	41 252	43 013	75 324	31 545	37 760	85 664
江西	115 036	139 764	201 362	48 219	55 187	74 647	33 617	48 241	84 140
山东	308 123	375 817	603 785	132 372	159 809	230 883	90 204	122 866	245 711
河南	278 656	309 923	494 815	106 363	119 316	189 335	72 001	96 571	191 117
湖北	207 860	233 823	335 583	86 969	92 037	126 123	63 684	80 614	144 109
湖南	212 126	232 084	341 404	90 507	96 305	133 372	58 235	72 551	136 247

续 表

省份	卫生技术人员			执业(助理)医师			注册护士		
	2003 年	2008 年	2014 年	2003 年	2008 年	2014 年	2003 年	2008 年	2014 年
广东	273 620	384 134	583 009	108 677	144 467	216 799	88 536	135 922	233 483
广西	118 181	155 620	258 599	50 155	60 825	86 525	40 713	55 992	103 955
海南	29 083	33 875	50 580	11 850	12 850	17 609	9 875	13 212	22 383
重庆	77 449	88 744	154 278	36 426	39 415	58 084	20 405	26 799	62 739
四川	240 898	267 591	451 938	115 797	121 851	179 523	59 494	77 892	175 520
贵州	77 557	89 313	169 963	36 911	38 830	57 845	21 844	28 642	67 204
云南	112 396	126 237	208 905	52 967	57 276	75 426	35 647	42 011	82 823
西藏	8 287	9 435	12 882	4 299	4 376	5 609	1 756	1 920	2 715
陕西	134 732	148 328	252 611	60 294	58 264	76 460	37 183	46 918	97 221
甘肃	82 306	87 633	126 396	35 094	36 176	47 681	22 400	24 950	45 472
青海	19 822	21 745	33 936	9 099	9 414	12 953	5 940	7 280	12 750
宁夏	23 126	26 415	39 800	10 666	11 444	15 023	7 274	8 897	15 096
新疆	95 769	106 853	153 417	40 437	43 456	54 805	30 282	36 084	59 792

数据来源:根据 2004、2009、2015 年《中国卫生统计年鉴》整理

　　将辖区人口与辖区卫生人力资源相比,辖区人口以千人为单位,得到每千人口拥有卫生人力资源指标,2003—2014 年,每个省份(天津除外)都有明显的提高,居民利用卫生资源的机会增加,北京的千人口卫生人力资源指标从 2003 年到 2014 年都明显高于其他省份。详见表 4-5。

表 4-5　各省 2003—2014 年每千人口拥有卫生人力资源情况

单位:人

省份	千人口卫生技术人员			千人口执业(助理)医师			千人口注册护士		
	2003 年	2008 年	2014 年	2003 年	2008 年	2014 年	2003 年	2008 年	2014 年
北京	7.70	8.49	9.91	3.28	3.33	3.72	2.74	3.13	4.11
天津	6.01	5.54	5.60	2.55	2.20	2.20	1.94	1.87	2.08
河北	3.21	3.54	4.76	1.44	1.57	2.14	0.75	0.99	1.65
山西	4.34	4.68	5.74	2.02	2.12	2.46	1.19	1.43	2.17

续 表

省份	千人口卫生技术人员			千人口执业(助理)医师			千人口注册护士		
	2003 年	2008 年	2014 年	2003 年	2008 年	2014 年	2003 年	2008 年	2014 年
内蒙古	4.24	4.49	6.17	2.07	2.03	2.48	1.07	1.29	2.26
辽宁	5.00	5.05	5.84	2.21	2.10	2.31	1.71	1.86	2.41
吉林	4.76	4.68	5.50	2.11	2.10	2.30	1.48	1.50	2.09
黑龙江	3.93	4.23	5.54	1.67	1.75	2.12	1.18	1.34	2.03
上海	5.79	5.95	6.76	2.50	2.38	2.52	2.15	2.28	2.97
江苏	3.25	3.75	5.76	1.39	1.54	2.24	0.99	1.30	2.37
浙江	3.56	4.66	6.82	1.63	1.95	2.65	1.02	1.50	2.64
安徽	2.48	3.06	4.41	1.01	1.20	1.71	0.69	0.99	1.83
福建	2.77	2.84	5.43	1.18	1.18	1.98	0.90	1.04	2.25
江西	2.70	3.18	4.43	1.13	1.25	1.64	0.79	1.10	1.85
山东	3.38	3.99	6.17	1.45	1.70	2.36	0.99	1.30	2.51
河南	2.88	3.29	5.24	1.10	1.27	2.01	0.74	1.02	2.03
湖北	3.66	4.09	5.77	1.53	1.61	2.17	1.12	1.41	2.48
湖南	3.18	3.64	5.07	1.36	1.51	1.98	0.87	1.14	2.02
广东	3.05	3.88	5.44	1.21	1.46	2.02	0.99	1.37	2.18
广西	2.43	3.23	5.44	1.03	1.26	1.82	0.84	1.16	2.19
海南	3.59	3.97	5.60	1.46	1.50	1.95	1.22	1.55	2.48
重庆	2.76	3.13	5.16	1.30	1.39	1.94	0.73	0.94	2.10
四川	2.95	3.29	5.55	1.42	1.50	2.21	0.73	0.96	2.16
贵州	2.00	2.48	4.84	0.95	1.08	1.65	0.56	0.80	1.92
云南	2.57	2.78	4.43	1.21	1.26	1.60	0.81	0.92	1.76
西藏	3.04	3.23	4.06	1.58	1.50	1.77	0.65	0.66	0.85
陕西	3.67	3.99	6.69	1.64	1.57	2.03	1.01	1.26	2.58
甘肃	3.24	3.44	4.88	1.38	1.42	1.84	0.88	0.98	1.76
青海	3.71	3.92	5.82	1.70	1.70	2.22	1.11	1.31	2.19
宁夏	3.99	4.28	6.02	1.84	1.85	2.27	1.25	1.44	2.28
新疆	4.95	5.01	6.67	2.09	2.04	2.38	1.57	1.69	2.60

数据来源:根据 2004、2009、2015 年《中国卫生统计年鉴》整理

4.1.2 卫生机构资源人口分布公平性

(1)基尼系数分析

利用洛伦兹曲线的分析方法,评价卫生机构资源在人口分布中的公平性。以每万人口拥有卫生机构资源指标对 31 个省(直辖市、自治区)从小到大排序,按此排序计算出卫生机构资源累计百分比、人口累计百分比分别作为纵轴和横轴,绘制洛伦兹曲线,计算基尼系数。

图 4-1 是我国 2003—2014 年各省(直辖市、自治区)医疗卫生机构按人口分布的洛伦兹曲线,可以看出,洛伦兹曲线距离绝对公平线很近,2003—2014 年,洛伦兹曲线与绝对公平线的面积呈逐渐变大的趋势。

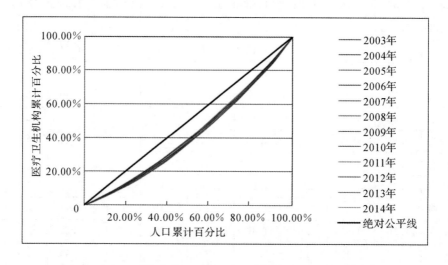

图 4-1　各省 2003—2014 年医疗卫生机构人口分布洛伦兹曲线

图 4-2 是我国 2003—2014 年各省(直辖市、自治区)三级医院人口分布洛伦兹曲线,可以看出,2003 年的洛伦兹曲线距离绝对公平线最远,2004 年后,洛伦兹曲线明显向绝对公平线靠近,之后洛伦兹曲线逐年小幅度向绝对公平线靠近,2014 年洛伦兹曲线与绝对公平曲线最近,三级医院机构人口分布的公平性逐年得到改善。

图 4-3 是我国 2003—2014 年各省(直辖市、自治区)500 床位及以上医院人口分布洛伦兹曲线,可以看出,2003 年的洛伦兹曲线距离绝对公平线最远,2003—2014 年 500 床位及以上医院人口分布洛伦兹曲线逐渐靠近绝对公平线,围成的面积逐渐变小,公平性得到改善。

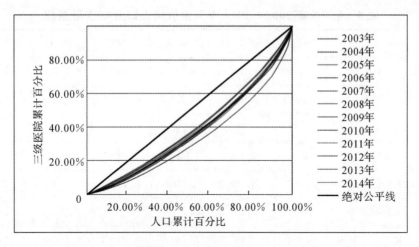

图 4-2　各省 2003—2014 年三级医院人口分布洛伦兹曲线

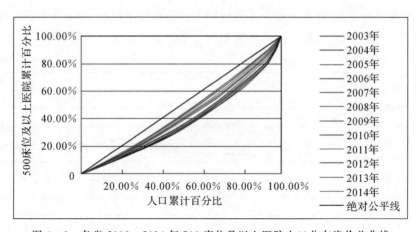

图 4-3　各省 2003—2014 年 500 床位及以上医院人口分布洛伦兹曲线

　　从以上三张图可以看出,三种卫生机构资源人口分布公平性都呈逐年改善的趋势。根据洛伦兹曲线计算基尼系数,见表 4-6。到 2014 年三种卫生机构资源按人口分布公平性最好的是 500 床位及以上医院,基尼系数是 0.106 3;2003—2014 年按人口分布公平性改善最明显的是三级医院,基尼系数从0.343 0下降到 0.200 3。

表4-6 各省2003—2014年卫生机构人口分布基尼系数

机构类型	2003年	2004年	2005年	2006年	2007年	2008年
医疗卫生机构	0.160 7	0.150 7	0.150 3	0.162 4	0.174 1	0.172 5
三级医院	0.343	0.272 4	0.272 7	0.245 7	0.259 8	0.256 6
500床位及以上医院	0.267 2	0.265 1	0.252 9	0.244 1	0.228 1	0.214 6
机构类型	2009年	2010年	2011年	2012年	2013年	2014年
医疗卫生机构	0.185 2	0.188 1	0.188	0.186 9	0.186	0.186 1
三级医院	0.250 6	0.234 5	0.210 7	0.197	0.200 3	0.193
500床位及以上医院	0.180 5	0.163 8	0.146 7	0.124 4	0.106 3	0.117 3

从图4-4可以看出医疗卫生机构按人口分布公平性从2009年开始呈现出较稳定的水平,而且三种卫生机构资源的公平程度有逐渐一致的趋势。

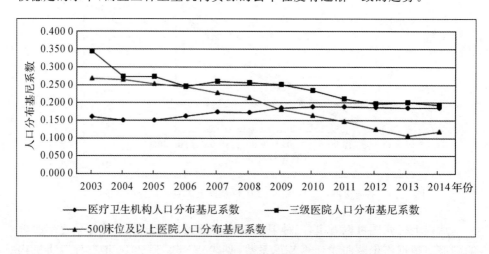

图4-4 各省2003—2014年卫生机构人口分布基尼系数

(2)泰尔指数分析

从表4-7、图4-5可以看出使用泰尔指数方法评价卫生机构资源按人口分布的公平性结果趋势与基尼系数方法的评价结果是一致的。2003—2014年期间,医疗卫生机构人口分布公平性变化不明显,2009年后曲线有小幅的上扬,之后趋于平稳;三级医院人口分布公平性和500床位及以上医院人口分布公平性改进明显,并且到 2014 年,三者之中公平性最好的是 500 床位及以上医院人口分布。

表 4－7　各省 2003—2014 年卫生机构资源人口分布泰尔指数

机构类型	差异类型	2003 年	2004 年	2005 年	2006 年	2007 年	2008 年
医疗卫生机构	区域间	0.002 9	0.001 9	0.001 6	0.001 7	0.001 4	0.001 5
	区域内	0.014 7	0.013 5	0.013 2	0.016 1	0.018 9	0.018 2
	总差异	0.017 6	0.015 4	0.014 9	0.017 8	0.020 3	0.019 7
三级医院	区域间	0.007 9	0.008 9	0.002 4	0.004 0	0.005 6	0.006 2
	区域内	0.087 0	0.049 3	0.056 1	0.042 6	0.045 0	0.042 2
	总差异	0.094 9	0.058 3	0.058 5	0.046 6	0.050 7	0.048 4
500 床位及以上医院	区域间	0.015 7	0.017 6	0.017 6	0.016 4	0.014 0	0.010 7
	区域内	0.040 8	0.036 1	0.033 0	0.029 3	0.026 6	0.023 5
	总差异	0.056 5	0.053 7	0.050 5	0.045 7	0.040 6	0.034 3
机构类型	差异类型	2009 年	2010 年	2011 年	2012 年	2013 年	2014 年
医疗卫生机构	区域间	0.001 8	0.002 6	0.003 1	0.003 2	0.003 3	0.003 4
	区域内	0.021 2	0.021 6	0.020 3	0.020 0	0.019 8	0.019 7
	总差异	0.023 1	0.024 2	0.023 4	0.023 2	0.023 2	0.023 1
三级医院	区域间	0.004 2	0.002 2	0.002 5	0.002 4		0.002 4
	区域内	0.041 5	0.037 0	0.028 1	0.024 3	0.025 0	0.023 6
	总差异	0.045 7	0.039 2	0.030 6	0.026 7	0.028 6	0.025 9
500 床位及以上医院	区域间	0.008 7	0.007 6	0.005 3	0.002 4	0.001 1	0.000 5
	区域内	0.016 0	0.012 3	0.010 4	0.009 2	0.007 3	0.010 2
	总差异	0.024 7	0.019 9	0.015 7	0.011 5	0.008 4	0.010 7

泰尔指数差异分为两个部分:区域内差异和区域间差异。我国根据 31 个省(直辖市、自治区)的社会经济发展情况,将其分为东部地区、中部地区、西部地区[①]。

---

① 东部地区:北京、天津、河北、辽宁、上海、江苏、浙江、福建、山东、广东、海南 11 个省、直辖市;中部地区包括山西、吉林、黑龙江、安徽、江西、河南、湖北、湖南 8 个省;西部地区包括内蒙古、重庆、广西、四川、贵州、云南、西藏、陕西、甘肃、青海、宁夏、新疆 12 个省、自治区、直辖市。

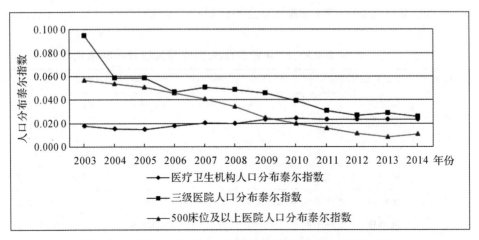

图 4-5　各省 2003—2014 年卫生机构资源人口分布泰尔指数

表 4-8　各省 2003—2014 年卫生机构资源人口分布配置差异贡献率

机构类型	差异类型	2003 年	2004 年	2005 年	2006 年	2007 年	2008 年
医疗卫生机构	区域间	17%	12%	11%	9%	7%	8%
	区域内	83%	88%	89%	91%	93%	92%
三级医院	区域间	8%	15%	4%	9%	11%	13%
	区域内	92%	85%	96%	91%	89%	87%
500 床位及以上医院	区域间	28%	33%	35%	36%	35%	31%
	区域内	72%	67%	65%	64%	65%	69%
机构类型	差异类型	2009 年	2010 年	2011 年	2012 年	2013 年	2014 年
医疗卫生机构	区域间	8%	11%	13%	14%	14%	15%
	区域内	92%	89%	87%	86%	86%	85%
三级医院	区域间	9%	6%	8%	9%	13%	9%
	区域内	91%	94%	92%	91%	87%	91%
500 床位及以上医院	区域间	35%	38%	34%	21%	13%	5%
	区域内	65%	62%	66%	79%	87%	95%

　　从表 4-8 可以看出医疗卫生机构人口分布的不均衡主要是区域内差异造成的,对总差异的贡献都在 85% 以上。2003—2014 年期间,医疗卫生机构人口分布泰尔指数的区域间差异先下降,到 2010 年又开始上升,这与我国 2009 年进

行的卫生改革有关,为了加强基层卫生机构网络建设,方便群众利用卫生资源,在人口密度较小的西部地区新建或恢复了许多基层卫生机构,从人口分布评价时差异就会增加。500床位及以上医院人口分布泰尔指数的区域间差异2003—2010年没有下降反而有小幅的增加,从2011年开始逐年明显下降,说明经济落后地区的规模医院开始增加,这与我国医疗保障体系不断健全,保障水平不断提高有一定关系。三级医院人口分布泰尔指数的区域间差异在2003—2014年期间没有一定规律,这与卫生部门对医院级别的监管有关,根据评审结果,会调整医院的级别。

4.1.3　卫生机构资源空间分布公平性

(1)基尼系数分析

利用洛伦兹曲线的分析方法,评价卫生机构资源在各省辖区面积分布中的公平性。以每$10×10^4$ km^2拥有机构资源指标对31个省(直辖市、自治区)从小到大排序,按此排序计算出卫生机构资源累计百分比、面积累计百分比分别作为纵轴、横轴,绘制洛伦兹曲线,并计算基尼系数。

从图4-6可以看出,医疗卫生机构在各省辖区面积分布公平性的洛伦兹曲线距离绝对公平线比较远,而且2003—2014年,曲线位置的变化很小,医疗卫生机构资源在各省辖区面积分布公平性改善微乎其微。

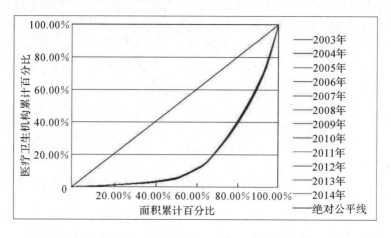

图4-6　各省2003—2014年医疗卫生机构面积分布洛伦兹曲线

从图4-7可以看出,三级医院的各省辖区面积分布洛伦兹曲线距离绝对公平线比较远,2003—2014年,曲线的位置有一些变化,三级医院在各省辖区面积分布公平性有较小幅度的改善。

从图 4 - 8 可以看出,500 床位及以上医院的各省辖区面积分布洛伦兹曲线距离绝对公平线比较远,2003—2014 年,曲线位置的变化不明显,500 床位及以上医院在各省辖区面积分布公平性有较小的改善。

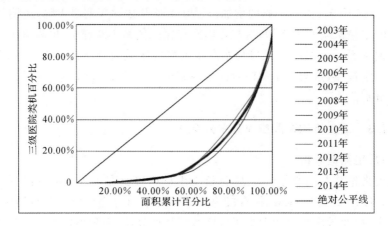

图 4 - 7　各省 2003—2014 年三级医院面积分布洛伦兹曲线

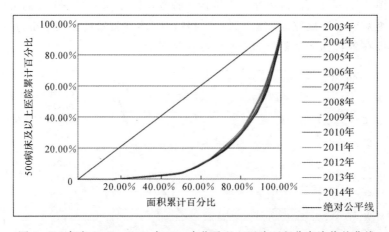

图 4 - 8　各省 2003—2014 年 500 床位及以上医院面积分布洛伦兹曲线

从表 4 - 9 可以看出,500 床位及以上医院面积分布公平性最差,基尼系数 2003 年是 0.701 2,到 2014 年下降为 0.668 4。三级医院面积分布公平性次之,基尼系数 2003 年是 0.681 7,到 2014 年下降为 0.651 2。医疗卫生机构面积分布公平性从 2003 年到 2008 年逐渐变差,之后再逐渐变好,总体趋势变化不大。从图 4 - 9 可以看出,这三类卫生机构资源面积分布公平性呈现逐渐接近的趋势。

表 4 - 9　各省 2003—2014 年卫生机构资源面积分布基尼系数

机构类型	2003 年	2004 年	2005 年	2006 年	2007 年	2008 年
医疗卫生机构	0.609 8	0.612 8	0.617 8	0.618 7	0.619 2	0.623 8
三级医院	0.681 7	0.658 9	0.631	0.651 2	0.648 6	0.657 9
500 床位及以上医院	0.701 2	0.700 6	0.701	0.700 6	0.697 7	0.688 5
机构类型	2009 年	2010 年	2011 年	2012 年	2013 年	2014 年
医疗卫生机构	0.618 8	0.617 9	0.613 5	0.609 2	0.610 8	0.610 2
三级医院	0.650 8	0.648 5	0.653 8	0.653 9	0.655 3	0.651 2
500 床位及以上医院	0.688 9	0.690 4	0.683 3	0.676 7	0.668 8	0.668 4

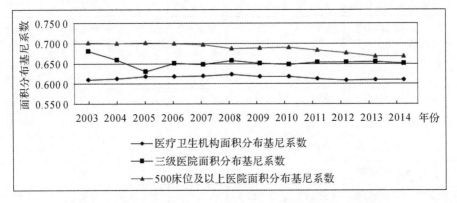

图 4 - 9　各省 2003—2014 年卫生机构资源面积分布基尼系数

(2)泰尔指数分析

从表 4 - 10、图 4 - 10 可以看出,使用泰尔指数方法评价卫生机构资源按面积分布的公平性结果趋势与基尼系数方法的评价结果基本一致(医疗卫生机构按面积分布的公平性略有差异)。2003—2014 年期间,医疗卫生机构面积分布公平性变化不明显,2008 年后曲线有小幅的上扬,之后趋于平稳;三级医院按面积分布公平性和 500 床位及以上医院人口分布公平性改进相对明显,到 2014年,三者之中公平性最好的是医疗卫生机构。

表 4 - 10　各省 2003—2014 年卫生机构资源面积分布泰尔指数

机构类型	差异类型	2003 年	2004 年	2005 年	2006 年	2007 年	2008 年
医疗卫生机构	区域间	0.144 1	0.152 3	0.156 2	0.157 7	0.161 8	0.164 8
	区域内	0.260 9	0.254 7	0.256 8	0.257 1	0.246 6	0.255 7
	总差异	0.405 1	0.407 0	0.413 0	0.414 8	0.408 3	0.420 4

续 表

机构类型	差异类型	2003 年	2004 年	2005 年	2006 年	2007 年	2008 年
三级医院	区域间	0.251 0	0.239 4	0.199 0	0.226 6	0.234 5	0.243 6
	区域内	0.273 3	0.236 3	0.252 3	0.228 3	0.215 1	0.222 9
	总差异	0.524 2	0.475 7	0.451 3	0.454 9	0.449 6	0.466 5
500 床位及以上医院	区域间	0.291 1	0.298 0	0.297 5	0.297 6	0.292 3	0.280 9
	区域内	0.248 7	0.233 7	0.240 1	0.233 7	0.233 3	0.227 0
	总差异	0.539 8	0.531 7	0.537 6	0.531 3	0.525 7	0.507 9
机构类型	差异类型	2009 年	2010 年	2011 年	2012 年	2013 年	2014 年
医疗卫生机构	区域间	0.162 5	0.160 5	0.158 0	0.155 3	0.154 3	0.153 8
	区域内	0.247 5	0.246 8	0.242 0	0.240 1	0.243 3	0.242 3
	总差异	0.410 0	0.407 3	0.400 0	0.395 4	0.397 6	0.396 1
三级医院	区域间	0.237 3	0.230 3	0.233 3	0.234 1	0.237 5	0.227 9
	区域内	0.216 4	0.225 1	0.233 3	0.236 6	0.228 3	0.230 9
	总差异	0.453 7	0.455 4	0.466 6	0.470 7	0.465 8	0.458 7
500 床位及以上医院	区域间	0.275 8	0.273 7	0.262 6	0.241 3	0.227 8	0.219 6
	区域内	0.234 7	0.243 3	0.240 6	0.256 9	0.256 7	0.259 3
	总差异	0.510 5	0.517 0	0.503 2	0.498 3	0.484 5	0.478 9

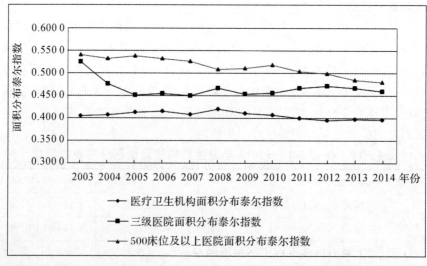

图 4-10　各省 2003—2014 年卫生机构资源面积分布泰尔指数

从表 4－11 可以看出,医疗卫生机构按面积分布的不均衡主要是区域内差异造成的,对总差异的贡献在 60％以上;三级医院和 500 床位及以上医院按面积分布的不均衡,其区域间差异与区域内差异对总差异的贡献相当。卫生机构资源的配置考虑的主要因素还是人口,而东、中、西部呈现了人口密度逐渐稀疏的状态,所以区域间差异相对人口分布的泰尔指数贡献率较高。

表 4－11　各省 2003—2014 年卫生机构资源面积分布配置差异贡献率

机构类型	差异类型	2003 年	2004 年	2005 年	2006 年	2007 年	2008 年
医疗卫生机构	区域间	36％	37％	38％	38％	40％	39％
	区域内	64％	63％	62％	62％	60％	61％
三级医院	区域间	48％	50％	44％	50％	52％	52％
	区域内	52％	50％	56％	50％	48％	48％
500 床位及以上医院	区域间	54％	56％	55％	56％	56％	55％
	区域内	46％	44％	45％	44％	44％	45％
机构类型	差异类型	2009 年	2010 年	2011 年	2012 年	2013 年	2014 年
医疗卫生机构	区域间	40％	39％	39％	39％	39％	39％
	区域内	60％	61％	61％	61％	61％	61％
三级医院	区域间	52％	51％	50％	50％	51％	50％
	区域内	48％	49％	50％	50％	49％	50％
500 床位及以上医院	区域间	54％	53％	52％	48％	47％	46％
	区域内	46％	47％	48％	52％	53％	54％

4.1.4　卫生人力资源人口分布公平性

(1)基尼系数分析

利用洛伦兹曲线的分析方法,评价卫生人力资源在人口分布中的公平性。以每千人口拥有卫生人力资源指标对 31 个省(直辖市、自治区)从小到大排序,按此排序计算出的卫生人力资源累计百分比、人口累计百分比分别作为纵轴和横轴,绘制洛伦兹曲线,并计算基尼系数。

从图 4－11、图 4－12、图 4－13 可以看出,卫生技术人员、执业(助理)医师、注册护士三类卫生人力资源人口分布洛伦兹曲线距离绝对公平线很近,并且从 2003 到 2014 年它们离绝对公平线越来越近。

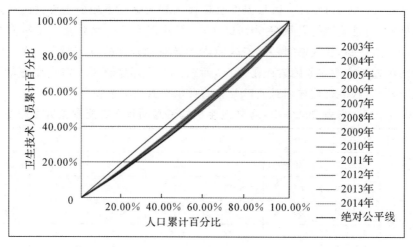

图 4-11　各省 2003—2014 年卫生技术人员人口分布洛伦兹曲线

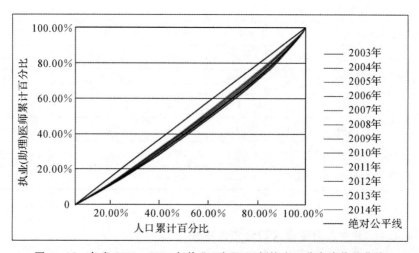

图 4-12　各省 2003—2014 年执业(助理)医师按人口分布洛伦兹曲线

从表 4-12 可以看出,2003—2014 年,卫生技术人员人口分布基尼系数从 0.131 9 下降至 0.075 8,执业(助理)医师人口分布基尼系数从 0.141 6 下降至 0.080 2,注册护士人口分布基尼系数从 0.163 5 下降至 0.086 6;在此期间,注册护士人口分布公平性改善程度最大,截至 2014 年,卫生技术人员人口分布的公平性最好。

表 4 - 12 各省 2003—2014 年卫生人力资源人口分布基尼系数

卫生人力资源类型	2003 年	2004 年	2005 年	2006 年	2007 年	2008 年
卫生技术人员	0.131 9	0.131	0.122 1	0.120 2	0.119 5	0.114 5
执业（助理）医师	0.141 6	0.138 6	0.126 7	0.121 9	0.121 2	0.117 3
注册护士	0.163 5	0.160 7	0.153 8	0.154	0.142 4	0.134 7
卫生人力资源类型	2009 年	2010 年	2011 年	2012 年	2013 年	2014 年
卫生技术人员	0.106 2	0.096 1	0.091 1	0.086 5	0.080 7	0.075 8
执业（助理）医师	0.112 0	0.099 3	0.093 9	0.088 2	0.084 3	0.080 2
注册护士	0.124 2	0.111 0	0.102 5	0.095 8	0.094 1	0.086 6

从图 4 - 14 可以看出，从 2003 年至 2014 年三类卫生人力资源人口分布基尼系数呈逐年下降的趋势，并且三类卫生人力资源人口分布基尼系数越来越接近。

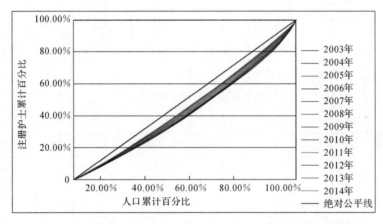

图 4 - 13 各省 2003—2014 年注册护士人口分布洛伦兹曲线

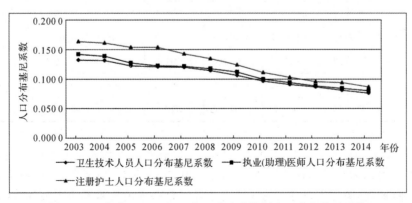

图 4 - 14 各省 2003—2014 年卫生人力资源人口分布基尼系数

(2)泰尔指数分析

从表 4-13 和图 4-15 可以看出,使用泰尔指数方法评价卫生人力资源按人口分布的公平性结果趋势与基尼系数方法评价的结果是一致的。三类卫生人力资源按人口分布配置的省际差异逐年降低并且差异程度越来越小,其中卫生技术人员按人口分布配置的省际差异最小,注册护士按人口分布配置的省际差异最大。

表 4-13　各省 2003—2014 年卫生人力资源人口分布泰尔指数

机构类型	差异类型	2003 年	2004 年	2005 年	2006 年	2007 年	2008 年
卫生技术人员	区域间	0.001 3	0.001 5	0.001 5	0.001 9	0.001 7	0.001 7
	区域内	0.012 3	0.011 7	0.010 0	0.009 2	0.009 4	0.008 5
	总差异	0.013 5	0.013 3	0.011 4	0.011 1	0.011 1	0.010 1
执业（助理）医师	区域间	0.000 9	0.001 0	0.000 9	0.001 2	0.001 2	0.001 2
	区域内	0.013 9	0.013 1	0.010 7	0.010 0	0.009 7	0.009 0
	总差异	0.014 8	0.014 1	0.011 6	0.011 1	0.011 0	0.010 2
注册护士	区域间	0.003 0	0.003 4	0.003 2	0.004 0	0.003 5	0.003 3
	区域内	0.018 6	0.017 2	0.015 3	0.014 3	0.012 7	0.011 2
	总差异	0.021 6	0.020 5	0.018 5	0.018 2	0.016 2	0.014 5
机构类型	差异类型	2009 年	2010 年	2011 年	2012 年	2013 年	2014 年
卫生技术人员	区域间	0.001 1	0.000 9	0.000 9	0.000 9	0.000 9	0.000 7
	区域内	0.007 7	0.006 5	0.005 8	0.005 3	0.004 4	0.004 1
	总差异	0.008 8	0.007 4	0.006 7	0.006 2	0.005 3	0.004 8
执业（助理）医师	区域间	0.000 6	0.000 7	0.000 9	0.001 1	0.001 2	0.001 0
	区域内	0.008 9	0.006 8	0.006 1	0.005 2	0.004 3	0.004 0
	总差异	0.009 6	0.007 5	0.006 9	0.006 3	0.005 4	0.005 0
注册护士	区域间	0.002 7	0.002 0	0.001 6	0.001 3	0.001 3	0.000 9
	区域内	0.009 8	0.008 4	0.007 5	0.006 8	0.005 8	0.005 4
	总差异	0.012 5	0.010 4	0.009 1	0.008 1	0.007 2	0.006 3

从表 4-14 可以看出,卫生人力资源人口分布的不均衡主要是区域内差异造成的,对总差异的贡献率在 80% 以上。从 2003 年到 2014 年,卫生技术人员和执业(助理)医师人口分布的区域内差异对总差异的贡献率出现波动,区域内

差异对总体差异的贡献率最终呈下降趋势,区域间差异贡献率最终呈上升趋势。注册护士人口分布的区域内差异对总差异的贡献率从 2003 年到 2008 年逐渐下降,2009 年开始上升,2014 年反弹至 2003 年的贡献水平。

表 4 - 14　各省 2003—2014 年卫生人力资源人口分布配置差异贡献率

机构类型	差异类型	2003 年	2004 年	2005 年	2006 年	2007 年	2008 年
卫生技术人员	区域间	9%	12%	13%	17%	15%	16%
	区域内	91%	88%	87%	83%	85%	84%
执业(助理)医师	区域间	6%	7%	8%	10%	11%	12%
	区域内	94%	93%	92%	90%	89%	88%
注册护士	区域间	14%	16%	17%	22%	21%	23%
	区域内	86%	84%	83%	78%	79%	77%
机构类型	差异类型	2009 年	2010 年	2011 年	2012 年	2013 年	2014 年
卫生技术人员	区域间	13%	13%	14%	15%	17%	15%
	区域内	87%	87%	86%	85%	83%	85%
执业(助理)医师	区域间	7%	9%	13%	17%	21%	20%
	区域内	93%	91%	87%	83%	79%	80%
注册护士	区域间	21%	19%	17%	16%	19%	14%
	区域内	79%	81%	83%	84%	81%	86%

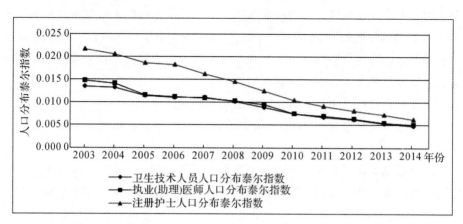

图 4 - 15　各省 2003—2014 年卫生人力资源人口分布泰尔指数

4.1.5 机会公平变动趋势分析与评价

(1)卫生机构资源配置公平性变动趋势

1)每万人口拥有卫生机构资源水平低和高的省份变动比水平中等的省份更明显

医疗卫生机构资源人口分布基尼系数从 2003 年到 2014 年上升幅度 (15.81%)小于其对应泰尔指数的上升幅度(31.25%),根据基尼系数和泰尔指数各自的特点可以说明,医疗卫生机构资源人口分布公平性变差主要是每万人口拥有卫生机构资源水平低的省份的资源水平相对下降和资源水平高的省份的资源水平相对上升造成的。三级医院和 500 床位及以上医院人口分布基尼系数从 2003 年到 2014 年的下降幅度(43.73%、56.10%)小于泰尔指数的下降幅度(72.71%、81.06%),说明三级医院和 500 床位及以上医院人口分布公平性的改善主要是因为每万人口拥有三级医院或 500 床位及以上医院水平低的省份的资源水平提高和资源水平高的省份的资源水平相对降低。

2)每平方千米拥有卫生机构资源水平低和高的省份变动比水平中等的省份更明显

医疗卫生机构面积分布基尼系数从 2003 到 2014 年略有上升(0.06%),而其对应的泰尔指数略有下降(2.22%),说明每平方千米拥有医疗卫生机构资源水平低的省份的资源水平相对降低和高的省份的资源水平相对提高带来的公平性改善程度,大于每平方千米拥有卫生机构资源水平中等的省份资源水平下降带来的公平性变差程度。三级医院和 500 床位及以上医院人口分布基尼系数从 2003 年到 2014 年的下降幅度(4.47%、4.68%)小于泰尔指数的下降幅度(12.50%、11.28%),说明三级医院和 500 床位及以上医院面积分布公平性改善主要是因为每平方千米拥有三级医院或 500 床位及以上医院水平低的省份的资源水平提高和资源水平高的省份的资源水平相对降低。

3)在当前技术水平下,卫生机构资源省际人口分布和面积分布公平性处于平衡状态

人口数量大往往意味着更多的卫生服务需求,所以人口是卫生资源配置考虑的主要因素。然而患者与卫生机构的距离常常也成为人们利用卫生资源的因素,提高机会公平性还应该考虑距离因素。卫生机构卫生资源人口分布公平性往往与卫生机构卫生资源面积分布公平性方向不一致。我国 31 个省(直辖市、自治区)人口密度差异很大,在以人口分布公平性为主的情况下还要调整面积分

布公平性,找到合适的平衡点。从结果部分附表 1、附表 2、附表 3 和附表 5 可以看出,从 2010 年开始数值变化平稳。当然这种平衡是在一定技术条件下达到的,随着卫生信息技术不断的推进,交通水平的不断提高,平衡点还会发生变化。

4)卫生机构资源配置公平性整体趋势是逐渐改善

2003—2014 年,三级医院与 500 床位及以上医院的人口分布公平性和面积分布公平性逐年改善,改善程度明显;医疗卫生机构人口分布公平性虽然略有变差的趋势,但是医疗卫生机构人口分布公平性程度较三级医院与 500 床位及以上医院的人口分布公平性要好;医疗卫生机构面积分布公平性得到较小的改善,医疗卫生机构面积分布公平性较三级医院与 500 床位及以上医院的面积分布公平性要好。根据以上分析可以得出卫生机构资源配置公平性整体趋势是逐渐改善的。

(2)卫生人力资源配置公平性变动趋势

1)每万人口拥有卫生人力资源水平低和高的省份变动比水平中等的省份更明显

卫生技术人员、执业(助理)医师、注册护士人口分布公平性基尼系数从 2003 年到 2014 年的下降幅度(42.53%、43.36%、47.03%)小于其对应的泰尔指数的下降幅度(64.44%、66.22%、70.83%),说明卫生技术人员、执业(助理)医师、注册护士人口分布公平性改善主要是每万人口拥有卫生人力资源水平低的省份的资源水平提高和资源水平高的省份的资源水平相对降低带来的。

2)卫生人力资源配置公平性逐年改善

2003—2014 年,卫生技术人员、执业(助理)医师、注册护士人口分布基尼系数和泰尔指数都呈下降趋势,基尼系数都小于 0.09,泰尔指数都小于 0.007,由此说明卫生人力资源配置公平性逐年改善,而且公平性程度好。

(3)综合来看,机会公平逐年改善

卫生机构资源和卫生人力资源的人口分布、面积分布的基尼系数、泰尔指数 2003—2014 年呈现下降的趋势,特别是 2008 年后这一趋势更为明显。高级别、优质卫生机构资源的人口分布、面积分布的公平性虽然比医疗卫生机构资源人口分布、面积分布的公平性差,但是其趋势是逐渐改善的。关键的卫生人力资源:执业(助理)医师、注册护士的人口分布、面积分布的公平性也得到了改善。各类卫生资源的人口分布公平性明显好于面积分布公平性,虽然人口数量是卫生资源配置第一位的决定因素,但是对于提供基本公共卫生服务与基本医疗服务的卫生资源配置辖区面积因素也是非常重要的。因为居民到达卫生机构难易程度是卫生资源利用的关键影响因素,越容易到达卫生机构,利用卫生资源的机会越多,所以应尽可能改善卫生资源面积分布的公平性。根据泰尔指数分析卫生资源配置在东部地区、中部地区、西部地区之间的差异对机会公平的影响越来越小,地区内部的差异对机会公平影响越来越大,说明国家根据地区来调整卫生资源的配置,对中西部地区,特别是西部地区的倾斜政策已经收到了较好的效果,进一步改善机会公平,应更多地关注区域内的差异。通过上述分析,卫生资源配置的机会公平性得到改善,而且到 2014 年已经达到较好的程度,可以看出我国 2009 年的卫生资源配置改革在改善省际机会公平方面取得了一定的效果。

4.2　利用公平分析

卫生资源生产的服务产品按内容划分,可分为预防、医疗、康复和保健服务产品;按提供的方式,主要可以分为门诊服务、住院服务和健康体检。当然还有其他的,如健康教育与咨询、随访管理等。从指标的代表性以及数据的可获得性,选择门诊服务、住院服务、健康体检三项服务指标分析卫生资源利用的人口分布公平性。《中国卫生统计年鉴》从 2010 年开始提供各类医疗卫生机构的门诊服务、住院服务、健康体检服务的统计数据,之前的卫生统计年鉴只统计医院的门诊服务、住院服务,无法体现其他医疗卫生机构卫生资源的利用情况。所以本书分析 2009—2014 年的数据。

卫生人力资源按照卫生服务内在科学性的要求组合其他卫生资源为患者提供各类卫生服务的过程就是卫生资源生产的过程,也是患者利用卫生资源的过程,也就是说生产和消费是同时发生的。分析卫生服务利用的人口分布公平性,就是在分析卫生资源利用的公平性。

4.2.1　卫生资源利用水平发展状况

(1)门诊服务利用情况

用每年门诊服务的门诊次数除以该省份的人口总量,计算该省份平均每人每年利用门诊服务的次数,比较各省之间人均门诊服务资源利用的水平差异。从表 4-15 可以看出,2009—2014 年,各省门诊卫生服务资源利用平均水平呈上升趋势,利用水平排在前五的省(市)没有发生变化,分别是上海、北京、浙江、广东和天津;排在最后一位的省份也没有发生变化,是黑龙江;贵州、山西、吉林、湖南的利用水平也比较低,几乎每年都排在最后五位,只是它们之间的顺序发生变化。六年间,每年上海门诊卫生服务资源利用平均水平是黑龙江的三倍多。

表 4 - 15　各省 2009—2014 年医疗卫生机构的门诊服务利用情况

单位:次/(人·年)

省份	2009 年	2010 年	2011 年	2012 年	2013 年	2014 年
北京	7.25	7.46	8.01	8.95	9.68	9.93
天津	5.24	5.77	6.42	6.80	7.15	7.63
河北	4.19	4.35	4.63	5.05	5.36	5.59
山西	3.07	3.05	3.05	3.30	3.44	3.50
内蒙古	3.24	3.40	3.54	3.75	3.96	4.01
辽宁	3.24	3.36	3.52	3.99	4.06	4.20
吉林	3.00	3.14	3.27	3.54	3.71	3.86
黑龙江	2.51	2.74	2.76	3.01	3.15	3.15
上海	8.33	8.70	8.97	9.28	9.69	10.33
江苏	4.66	4.89	5.15	5.69	6.23	6.61
浙江	6.36	6.63	7.48	8.25	8.64	9.15
安徽	3.16	3.33	3.42	3.92	4.22	4.32
福建	4.26	4.44	4.71	5.12	5.40	5.57
江西	3.45	3.50	3.99	4.21	4.39	4.64
山东	4.74	5.01	5.37	6.02	6.39	6.45
河南	4.10	4.45	4.95	5.28	5.51	5.82
湖北	3.82	4.18	4.65	5.29	5.53	5.93
湖南	3.04	3.16	3.29	3.45	3.65	3.72
广东	5.48	5.77	6.21	6.75	7.12	7.28
广西	3.82	4.25	4.42	4.95	5.29	5.24
海南	3.62	3.86	4.22	4.40	4.74	5.02
重庆	3.94	4.03	4.29	4.52	4.68	4.61
四川	4.30	4.50	4.83	5.25	5.37	5.47
贵州	2.73	2.96	3.12	3.31	3.62	3.71
云南	3.63	3.83	3.89	4.29	4.51	4.64
西藏	3.41	3.19	3.46	3.29	3.78	4.14

续 表

省份	2009 年	2010 年	2011 年	2012 年	2013 年	2014 年
陕西	3.66	3.84	3.92	4.28	4.57	4.64
甘肃	3.57	3.92	4.17	4.62	4.80	4.76
青海	3.20	3.33	3.67	3.72	3.81	3.86
宁夏	3.92	4.09	4.40	4.81	5.10	5.38
新疆	3.42	3.40	3.48	3.76	4.14	4.34

数据来源:根据《2010—2015 中国卫生统计年鉴》和《2010—2015 中国统计年鉴》整理

(2)住院服务利用情况

用各省份的年住院人次数除以各省份的人口,计算该省份平均每人每年利用住院服务的次数,比较各省之间人均住院服务资源利用的水平差异。从表 4 - 16 可以看出,从 2009 年到 2014 年,各省份的住院服务资源利用的平均水平都呈上升趋势。六年间,住院服务资源利用平均水平排在前五位的都是西部地区的省份,其中新疆一直排在第一位,四川除了 2013 年其他年份都排在第二位;排在最后五位的省是西藏、天津、山西、海南和内蒙古,其中西藏一直排在最后一位,其他四个省份在倒数第二和倒数第五之间变动。

表 4 - 16 各省 2009—2014 年住院服务利用情况

单位:次/(人·年)

省份	2009 年	2010 年	2011 年	2012 年	2013 年	2014 年
北京	0.09	0.09	0.10	0.11	0.12	0.13
天津	0.08	0.08	0.09	0.09	0.09	0.10
河北	0.10	0.10	0.11	0.12	0.13	0.13
山西	0.08	0.08	0.08	0.10	0.10	0.11
内蒙古	0.08	0.09	0.09	0.10	0.11	0.12
辽宁	0.10	0.10	0.11	0.13	0.14	0.14
吉林	0.08	0.09	0.10	0.11	0.12	0.12
黑龙江	0.09	0.10	0.10	0.11	0.12	0.13
上海	0.10	0.10	0.11	0.12	0.12	0.13
江苏	0.09	0.09	0.11	0.12	0.13	0.14

续 表

省份	2009 年	2010 年	2011 年	2012 年	2013 年	2014 年
浙江	0.09	0.09	0.10	0.11	0.13	0.14
安徽	0.09	0.09	0.10	0.12	0.13	0.14
福建	0.11	0.11	0.12	0.14	0.14	0.14
江西	0.11	0.11	0.13	0.15	0.15	0.15
山东	0.11	0.12	0.12	0.14	0.15	0.15
河南	0.10	0.11	0.12	0.14	0.14	0.15
湖北	0.10	0.11	0.12	0.15	0.16	0.18
湖南	0.11	0.12	0.14	0.16	0.17	0.18
广东	0.09	0.10	0.10	0.11	0.12	0.13
广西	0.11	0.13	0.13	0.15	0.17	0.18
海南	0.07	0.08	0.09	0.09	0.10	0.11
重庆	0.11	0.12	0.13	0.15	0.17	0.18
四川	0.13	0.13	0.14	0.17	0.18	0.19
贵州	0.12	0.12	0.13	0.16	0.19	0.18
云南	0.09	0.11	0.11	0.13	0.14	0.15
西藏	0.05	0.06	0.05	0.05	0.06	0.07
陕西	0.09	0.10	0.11	0.13	0.15	0.16
甘肃	0.08	0.08	0.09	0.11	0.12	0.13
青海	0.09	0.10	0.11	0.13	0.14	0.15
宁夏	0.10	0.10	0.11	0.13	0.14	0.15
新疆	0.14	0.16	0.18	0.20	0.20	0.21

数据来源:根据《2010—2015 中国卫生统计年鉴》和《2010—2015 中国统计年鉴》计算

(3)健康体检服务利用情况

　　用各省份的健康体检人次数除以各省份的人口,计算该省份平均每人每年利用健康体检的次数,比较各省之间健康体检服务资源利用的水平差异。从表 4 - 17 可以看出,六年间,健康体检资源利用平均水平排在前五位的省份变化较频繁,出现次数较多的省份是浙江、北京、广东、宁夏;排在最后五位的省份变化也较频繁,主要是西藏、吉林、海南、黑龙江,其中西藏在 2013 年猛然增加,到

2014 年排在前三位。

表 4-17 各省 2009—2014 年人均健康体检服务利用情况

单位:次/(人・年)

省份	2009 年	2010 年	2011 年	2012 年	2013 年	2014 年
总计	0.17	0.21	0.26	0.27	0.29	0.27
东部	0.23	0.25	0.27	0.28	0.29	0.30
中部	0.13	0.18	0.23	0.25	0.29	0.25
西部	0.14	0.20	0.27	0.28	0.27	0.27
北京	0.40	0.39	0.35	0.26	0.26	0.28
天津	0.19	0.20	0.19	0.20	0.25	0.26
河北	0.24	0.17	0.19	0.21	0.20	0.19
山西	0.16	0.20	0.24	0.24	0.81	0.22
内蒙古	0.17	0.24	0.23	0.23	0.21	0.21
辽宁	0.12	0.14	0.16	0.18	0.20	0.24
吉林	0.09	0.15	0.14	0.16	0.15	0.15
黑龙江	0.10	0.14	0.16	0.18	0.15	0.16
上海	0.25	0.26	0.26	0.26	0.28	0.27
江苏	0.22	0.26	0.29	0.29	0.33	0.34
浙江	0.34	0.36	0.36	0.38	0.40	0.41
安徽	0.14	0.17	0.21	0.23	0.22	0.22
福建	0.16	0.20	0.23	0.24	0.25	0.25
江西	0.12	0.16	0.23	0.26	0.25	0.26
山东	0.18	0.26	0.27	0.30	0.29	0.29
河南	0.12	0.18	0.26	0.28	0.30	0.31
湖北	0.18	0.23	0.27	0.30	0.30	0.30
湖南	0.14	0.18	0.25	0.25	0.24	0.24
广东	0.27	0.29	0.32	0.35	0.35	0.37
广西	0.11	0.21	0.28	0.30	0.28	0.29
海南	0.09	0.14	0.15	0.17	0.18	0.18
重庆	0.13	0.18	0.24	0.26	0.23	0.24
四川	0.15	0.24	0.35	0.36	0.34	0.33
贵州	0.10	0.18	0.28	0.27	0.24	0.23
云南	0.11	0.15	0.17	0.20	0.19	0.19

续 表

省份	2009 年	2010 年	2011 年	2012 年	2013 年	2014 年
西藏	0.04	0.05	0.09	0.24	0.29	0.36
陕西	0.18	0.20	0.21	0.21	0.22	0.21
甘肃	0.15	0.21	0.32	0.36	0.34	0.33
青海	0.15	0.23	0.30	0.27	0.31	0.29
宁夏	0.30	0.27	0.33	0.38	0.41	0.34
新疆	0.15	0.19	0.22	0.26	0.26	0.26

数据来源:根据《2010—2015 中国卫生统计年鉴》和《2010—2015 中国统计年鉴》整理

4.2.2 卫生资源利用人口分布公平性

(1)基尼系数分析

利用洛伦兹曲线的分析方法,评价卫生服务利用在人口分布中的公平性。以人均利用卫生服务次数对 31 个省(直辖市、自治区)从小到大排序,按此排序计算出的卫生服务利用累计百分比、人口累计百分比分别作为纵轴和横轴,绘制洛伦兹曲线,并计算基尼系数。

从图 4-16、图 4-17、图 4-18 可以看出,卫生资源利用人口分布洛伦兹曲线距离绝对公平曲线是非常接近的,公平性较好,其中住院服务资源利用按人口分布的洛伦兹曲线从 2009 年到 2014 年变化很小,健康体检资源利用人口分布洛伦兹曲线变化较明显。

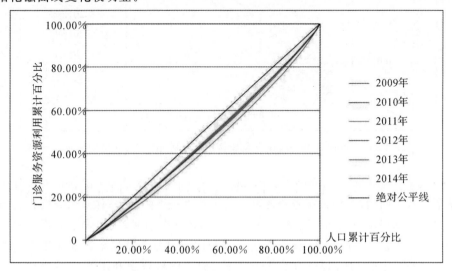

图 4-16 各省 2009—2014 年门诊服务资源利用人口分布洛伦兹曲线

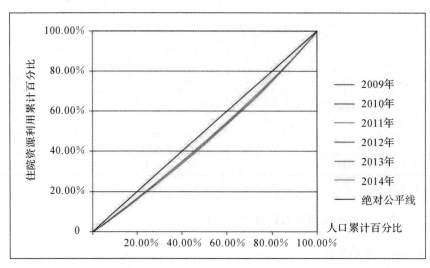

图 4-17　各省 2009—2014 年住院服务资源利用人口分布洛伦兹曲线

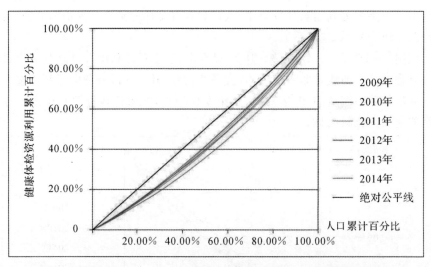

图 4-18　各省 2009—2014 年健康体检资源利用人口分布洛伦兹曲线

　　从表 4-18、图 4-19 可以看出,2009—2014 年门诊服务资源利用人口分布基尼系数不断增加,门诊服务资源利用的公平性呈下降趋势;住院服务资源利用人口分布基尼系数也不断增加,但在 2014 年又有小幅回落,住院服务资源利用的公平性也是呈下降趋势;健康体检资源利用人口分布基尼系数前四年不断下降,2013 年反弹增加,2014 年又开始下降,健康体检资源利用的公平性呈上升趋势。

表 4-18　各省 2009—2014 年卫生资源利用人口分布基尼系数

项目	2009 年	2010 年	2011 年	2012 年	2013 年	2014 年
门诊服务资源利用	0.139 8	0.140 8	0.150 0	0.151 2	0.151 6	0.156 2
住院服务资源利用	0.076 6	0.077 3	0.079 8	0.090 9	0.093 2	0.087 4
健康体检资源利用	0.204 8	0.145 9	0.129 3	0.120 9	0.163 7	0.135 1

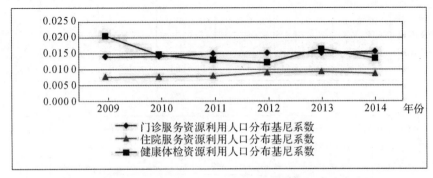

图 4-19　各省 2009—2014 年卫生资源利用人口分布基尼系数

(2)泰尔指数分析

从表 4-19、图 4-20 可以看出,2003—2014 年,门诊服务资源利用人口分布的总差异呈上升趋势。从表 4-20 可以看出,东、中、西部区域间差异对总差异的贡献率呈下降趋势,东、中、西部区域内差异对总差异的贡献率呈上升趋势;门诊服务资源利用公平性下降,区域间不公平对总的不公平贡献率呈下降趋势,但是与区域内不公平对总的不公平影响程度接近。住院服务资源利用人口分布的总差异呈上升趋势,东、中、西部区域间差异对总差异的贡献率呈上升趋势,东、中、西部区域内差异对总差异的贡献率呈下降趋势;住院服务资源利用公平性降低,区域间不公平对总的不公平贡献率呈上升趋势,但是与区域内不公平对总的不公平影响程度相比较小。健康体检资源利用人口分布的总差异呈下降趋势,东、中、西部区域间差异对总差异的贡献率呈下降趋势,东、中、西部区域内差异对总差异的贡献率呈上升趋势;健康体检资源利用公平性上升,区域间不公平对总的不公平的贡献率呈下降趋势,但是与区域内不公平对总的不公平影响程度相比较小。

表 4 - 19　各省 2009—2014 年卫生资源利用人口分布泰尔指数

机构类型	差异类型	2009 年	2010 年	2011 年	2012 年	2013 年	2014 年
门诊服务 资源利用	区域间	0.006 9	0.006 6	0.007 0	0.007 3	0.007 7	0.008 0
	区域内	0.006 8	0.007 2	0.008 6	0.008 6	0.008 2	0.008 8
	总差异	0.013 7	0.013 9	0.015 6	0.015 9	0.015 8	0.0167
住院服务 资源利用	区域间	0.000 7	0.000 7	0.000 6	0.001 3	0.001 8	0.001 5
	区域内	0.003 7	0.003 8	0.004 3	0.004 7	0.004 5	0.004 2
	总差异	0.004 3	0.004 5	0.004 9	0.006 0	0.006 3	0.005 6
健康体检 资源利用	区域间	0.015 1	0.004 6	0.000 9	0.000 7	0.000 3	0.001 5
	区域内	0.013 6	0.009 9	0.010 9	0.009 2	0.022 9	0.010 3
	总差异	0.028 7	0.014 5	0.011 8	0.009 9	0.023 2	0.011 7

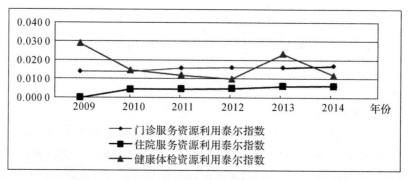

图 4 - 20　各省 2009—2014 年卫生资源利用人口分布泰尔指数

表 4 - 20　各省 2009—2014 年卫生资源利用人口分布配置差异贡献率

机构类型	差异类型	2009 年	2010 年	2011 年	2012 年	2013 年	2014 年
门诊服务 资源利用	区域间	50%	48%	45%	46%	48%	47%
	区域内	50%	52%	55%	54%	52%	53%
住院服务 资源利用	区域间	16%	16%	13%	21%	29%	26%
	区域内	84%	84%	87%	79%	71%	74%
健康体检 资源利用	区域间	53%	32%	8%	7%	1%	13%
	区域内	47%	68%	92%	93%	99%	87%

4.2.3　卫生资源消耗人口分布公平性

卫生总费用是以货币形式作为综合计量手段,全面反映一个国家或地区在一定时期内全社会用于医疗卫生服务所消耗的资金总额[112],也可以理解为在一定时期内提供卫生服务过程中所消耗的卫生资源总和的货币表现。卫生资源消耗得多,那么意味着卫生资源利用得多,卫生总费用就大,能直接将各省的卫生总费用进行比较,评价卫生资源利用的公平性吗? 有些学者做了这样的研究,但是笔者认为应该先考虑一些影响因素,之后评价可能会更准确。因为在不同的环境下,同样的卫生服务消耗的卫生资源数量不一定相同,或者说等量的卫生资源提供同种卫生服务不一定能提供同样的数量。通过分析影响因素,剔除影响,再进行评价。

(1)资源消耗影响因素分析及指标选择

通过文献研究我们发现温度、人口分布的疏密程度、交通覆盖情况和路面情况、少数民族人口比例、人口受教育程度、农村人口比例会影响单位卫生资源消耗。

夏季平均气温越高,就越需要配置如电风扇、空调、电冰箱等散热或制冷设备,相比夏季温度较低的地区会增加资源消耗。冬季平均气温越低,就越需要配置各种取暖设备,还会增加基础设施的建设成本,例如增强房屋的保暖性而增加的建设成本、公路的保养成本增加、交通运输工具成本增加,由此增加了资源消耗。人口密度较高的地区已经形成了规模效应,从而使卫生资源消耗降低。交通基础设施较好的地区,可以节约时间,从而降低时间消耗。少数民族人口较为集中的地区普遍采用双语提供卫生服务,增加单位卫生资源消耗。人口文化素质越高的地区,可以节约卫生服务供给过程中的培训和说服教育成本,从而减少单位卫生资源消耗。一方面,农村卫生服务的基础设施和卫生技术人员落后于城市,需要更多的经费改善基础设施和培训卫生人员,另一方面,农村人口受教育程度低于城市人口,在进行解说和健康教育时需要更多的时间,所以农村人口比例越大,卫生资源消耗就越大。

根据影响因素分析,各因素影响卫生资源消耗的方向,每一影响因素指标确定及指标的计算见表 4 - 21 及注释。

表 4-21　单位卫生资源消耗影响因素

影响因素	变量	影响方向
温度	冬季平均气温/℃①	负
	夏季平均气温/℃②	正
人口分布的疏密程度	人口密度(人/平方千米)③	负
交通覆盖情况和路面情况	公路密度(千米/平方千米)④	负
少数民族人口比例	少数民族人口比例/(%)⑤	正
人口的教育程度	人均受教育年限/(年/人)⑥	负
农村人口比例	农村人口比例/(%)⑦	正

(2)卫生资源消耗差异系数

从以上确定的影响因素来看,它们之间是互相影响的,有一定的相关性。因子分析既可以回避各个因素之间复杂的关系,降低复杂维度,又可以尽可能定量测量公共因子对单位卫生资源消耗的影响程度。

由于各指标对公共卫生服务成本影响的方向性不一致,对数据进行同向性和无量纲标化。正向指标标化公式为 $\bar{x}_i = x_i / \min x_i$,负向指标标化公式为 $\bar{x}_i = \max x_i / x_i$。

1)影响因素降维处理

KMO 统计量为 0.728>0.7,因子分析的效果比较好,再由 Bartlett 球形检验,可知各变量的独立性假设不成立,故因子分析的适用性检验通过,由相关系数矩阵 R 计算得到特征值、方差贡献率和累积贡献率,可知第一因子的方差占所有因子方差的 45% 左右,前四个因子的方差贡献率达到 95.608%(≥85%),

---

① 选择省会城市冬季月平均气温。

② 选择省会城市夏季月平均气温。

③ 人口密度=常住人口数/辖区面积。

④ 根据《公路工程技术标准》(JTG B01—2003)将等级公路分为高速公路、一级公路、二级公路、三级公路和四级公路,同时依据折合成小客车的年平均昼夜交通量确定各级公路的权重:高速公路(70%)、一级公路(20%)、二级公路(6%)、三级公路(3%)和四级公路(1%),将各级公路长度加权求和后除以区域面积得到各地区的公路密度。

⑤ 少数民族人口比例=少数民族人口/总人口。

⑥ 人口受教育程度参考国家统计局人口社科司社会处提出的"'人均受教育年限'计算方法探析",以现行学制为系数计算平均受教育年限,平均受教育年限=(未上过学的人口数×0 + 小学文化人口数×6 + 初中文化人口数×9 + 高中文化人口数×12 + 大专以上人口数×16)/6岁及6岁以上的人口数。

⑦ 农村人口比例=农村人口/总人口。

因此选前四个因子已经足够描述卫生资源消耗差异水平,见表 4 - 22。

表 4 - 22　单位资源消耗影响因素因子分析:解释的总方差

成分	初始特征值			旋转平方和载入		
	合计	方差贡献率（%）	累积贡献率（%）	合计	方差贡献率（%）	累积贡献率（%）
1	4.739	67.704	67.704	3.170	45.282	45.282
2	0.854	12.203	79.907	1.345	19.216	64.498
3	0.690	9.864	89.771	1.103	15.751	80.249
4	0.409	5.838	95.608	1.075	15.360	95.608
5	0.228	3.259	98.868			
6	0.076	1.083	99.951			
7	0.003	0.049	100.000			

根据因子得分和方差贡献率计算综合得分,详见表 4 - 23。综合得分越小表明影响因素对单位卫生资源消耗影响程度越小,江苏综合得分最小,说明江苏相对于其他省份同数量的卫生服务消耗的卫生资源最少,或者同单位的卫生资源在江苏能提供的卫生服务最多;西藏综合得分最大,说明西藏相对于其他省份同数量的卫生服务消耗的卫生资源最多,或者同单位的卫生资源在西藏能提供的卫生服务最少。

表 4 - 23　单位卫生资源消耗影响的综合得分

省份	F1	F2	F3	F4	综合得分
北京	−0.050 2	−2.522 5	0.251 1	0.161 2	−0.443 1
天津	−0.083 4	−2.075 8	0.190 9	0.153 1	−0.383 1
河北	−0.327 1	0.677 3	−0.778 8	−0.109 9	−0.157 5
山西	−0.828 8	0.071 3	0.939 2	0.094 6	−0.199 1
内蒙古	0.122 5	−0.698 9	1.070 1	−0.028 3	0.085 4
辽宁	−0.343 6	−0.964 4	0.804 0	0.106 1	−0.198 0
吉林	−0.600 9	−0.114 3	0.856 9	0.095 1	−0.144 5
黑龙江	−0.444 7	−0.364 9	0.732 9	0.104 9	−0.139 9
上海	0.221 1	−2.572 0	−0.701 1	0.576 1	−0.416 1

续 表

省份	F1	F2	F3	F4	综合得分
江苏	0.840 9	−0.264 8	−0.769 1	−4.831 8	−0.533 4
浙江	0.055 9	−0.490 6	−1.179 1	0.437 8	−0.187 4
安徽	−0.630 2	0.675 3	−0.676 5	1.696 0	−0.001 6
福建	0.000 7	−0.183 9	−1.031 6	0.150 6	−0.174 4
江西	−0.253 7	0.648 4	−1.363 5	0.254 2	−0.166 0
山东	−0.308 8	0.267 1	−0.383 1	−0.064 8	−0.158 8
河南	−0.322 5	1.060 3	−1.068 2	−0.434 8	−0.177 3
湖北	−0.387 1	0.107 5	−0.760 6	0.803 0	−0.151 1
湖南	−0.053 9	0.745 3	−1.435 7	0.232 1	−0.071 7
广东	−0.125 8	−0.915 2	−0.473 2	0.213 6	−0.274 5
广西	0.097 7	0.935 3	−0.815 3	−0.063 5	0.085 8
海南	−0.168 7	0.252 0	−0.633 7	0.067 9	−0.117 4
重庆	−0.047 7	0.008 2	−0.956 9	0.161 2	−0.146 0
四川	−0.668 1	0.795 8	0.480 9	0.267 0	−0.032 9
贵州	−0.338 8	1.499 2	0.768 4	−0.457 3	0.185 5
云南	−0.634 2	1.088 0	1.700 9	−0.013 6	0.187 7
西藏	4.816 2	0.826 6	0.255 3	1.257 4	2.573 0
陕西	−0.499 8	0.309 3	−0.090 6	−0.056 6	−0.189 8
甘肃	−0.810 3	0.953 9	1.667 5	−0.005 5	0.078 2
青海	0.847 7	−0.219 6	2.526 3	−0.319 2	0.690 6
宁夏	−0.113 2	0.318 1	0.559 0	−0.110 5	0.080 9
新疆	1.038 8	0.148 2	0.313 6	−0.336 0	0.496 7

2)各省卫生资源消耗差异系数

因子分析的结果,从定量的角度给出了各省之间单位卫生资源消耗差异程度,但是其中有负值,是无法直接应用的,我们可以通过数学方法进行变换,将其转换为正数,同时需要控制整体差异的幅度,才能被实践应用。我们以1单位卫生资源消耗差异的最小值,把整体差异幅度控制在0.5的范围内,我们可以利用如下公式进行变换[113]：

$$\beta_t = \frac{\beta_t - \min\beta_t}{\max\beta_t - \min\beta_t}(1.5 - 1) + 1$$

通过该公式的转换,可以得出单位卫生资源消耗差异系数,见表 4-24。江苏的单位卫生资源消耗差异系数最小为 1,西藏单位卫生资源消耗差异系数最大为 1.5,与因子分析的结果对应。

表 4-24　各省单位卫生资源消耗差异系数

序号	省份	差异系数	序号	省份	差异系数	序号	省份	差异系数
1	江苏	1.000 0	12	江西	1.059 1	23	甘肃	1.098 4
2	北京	1.014 5	13	山东	1.060 3	24	宁夏	1.098 9
3	上海	1.018 9	14	河北	1.060 5	25	内蒙古	1.099 6
4	天津	1.024 2	15	湖北	1.061 5	26	广西	1.099 7
5	广东	1.041 7	16	重庆	1.062 4	27	贵州	1.115 7
6	山西	1.053 8	17	吉林	1.062 6	28	云南	1.116 1
7	辽宁	1.054 0	18	黑龙江	1.063 3	29	新疆	1.165 8
8	陕西	1.055 5	19	海南	1.067 0	30	青海	1.197 0
9	浙江	1.055 7	20	湖南	1.074 3	31	西藏	1.500 0
10	河南	1.057 3	21	四川	1.080 6			
11	福建	1.057 8	22	安徽	1.085 6			

(3)人口分布公平性

《2011 中国卫生统计年鉴》开始发布 2009 年少数省卫生总费用数据,《2015 中国卫生和计划生育统计年鉴》①发布了 2013 年各省卫生总费用数据,利用卫生总费用人口分布的基尼系数评价卫生资源利用公平性,由于 2009、2010 年卫生总费用缺失较多,只能分析 2011—2013 年的情况。

1)修正 2011—2013 年各省卫生总费用

根据测算的单位资源消耗差异系数对各省卫生总费用进行调整,即用卫生总费用除以单位资源消耗差异系数。表 4-25 是 2011—2013 年各省调整前后的卫生总费用。西藏卫生总费用调整前后变化幅度最大,因为西藏的单位卫

①　2013 年卫生部与国家计生委合并,《中国卫生统计年鉴》名称变更为《中国卫生和计划生育统计年鉴》。

资源消耗差异系数最大,相同的卫生服务、相同的数量消耗相比其他省更多的卫生资源,通过修正后各省的卫生总费用数据更具可比性。

表 4-25   各省 2011—2013 年卫生总费用修正前后变化

单位:亿元

省份	调整前			调整后		
	2011 年	2012 年	2013 年	2011 年	2012 年	2013 年
北京	977.26	1 190.01	1 340.23	963.26	1 172.96	1 321.03
天津	411.10	479.75	552.09	401.39	468.42	539.05
河北	1 058.22	1 248.10	1 486.26	997.85	1 176.89	1 401.47
山西	559.01	665.04	732.80	530.47	631.08	695.38
内蒙古	550.40	619.03	698.86	500.55	562.96	635.56
辽宁	885.62	1 011.96	1 176.78	840.26	960.13	1 116.51
吉林	515.33	647.96	764.79	484.97	609.79	719.74
黑龙江	730.54	823.72	968.63	687.03	774.66	910.93
上海	930.24	1 092.35	1 248.68	913.00	1 072.11	1 225.54
江苏	1 543.26	1 892.02	2 213.19	1 543.26	1 892.02	2 213.19
浙江	1 419.41	1 543.70	1 712.33	1 344.53	1 462.26	1 622.00
安徽	891.65	1 112.02	1 221.50	821.34	1 024.34	1 125.19
福建	617.68	678.21	835.32	583.94	641.16	789.69
江西	587.48	658.24	738.09	554.68	621.49	696.88
山东	1 648.65	1 928.88	2 245.97	1 554.90	1 819.19	2 118.25
河南	1 259.40	1 517.63	1 686.51	1 191.13	1 435.36	1 595.08
湖北	926.27	1 093.96	1 231.19	872.58	1 030.55	1 159.82
湖南	881.64	1 075.69	1 306.73	820.65	1 001.28	1 216.34
广东	1 851.75	2 185.30	2 518.82	1 777.67	2 097.88	2 418.05
广西	665.67	782.47	847.36	605.34	711.55	770.56
海南	163.30	180.33	185.12	153.05	169.01	173.50
重庆	512.03	621.54	737.34	481.98	585.06	694.06

续 表

省份	调整前			调整后		
	2011 年	2012 年	2013 年	2011 年	2012 年	2013 年
四川	1 221.03	1 405.91	1 675.24	1 130.00	1 301.09	1 550.34
贵州	423.53	480.23	552.54	379.60	430.42	495.24
云南	679.67	757.67	847.66	608.99	678.88	759.51
西藏		63.97	73.83		42.65	49.22
陕西	730.98	860.52	1 016.70	692.67	815.42	963.42
甘肃	393.60	444.72	518.21	358.33	404.86	471.77
青海	109.27	142.49	162.54	91.29	119.04	135.79
宁夏	116.31	135.00	168.06	105.84	122.85	152.94
新疆	510.00	566.30	667.06	437.47	485.76	572.19

备注:2011 年西藏数据缺失

2)基尼系数分析

从表 4-26 可以看出,卫生总费用人口分布的基尼系数修正后的数据都大于修正前的,说明在考虑资源消耗影响因素后,卫生总费用人口分布的公平性变差。2011—2013 年,修正前,基尼系数总体呈下降趋势;修正后,基尼系数总体趋势没有变化,2013 年相比 2012 年,中等人均卫生总费用的省份变动大,引起了不公平程度增加,而且修正后,中等人均卫生总费用的省份变动程度更大。

表 4-26　各省 2011—2013 年卫生总费用人口分布基尼系数

类型	2011 年	2012 年	2013 年
修正前	0.144 4	0.140 5	0.141 1
修正后	0.150 4	0.149 5	0.150 4

3)泰尔指数分析

从表 4-27 可以看出,卫生总费用人口分布的泰尔指数修正后的数值都大于修正前的,但其呈现的规律与基尼系数不同。基尼系数对于中等人均卫生总费用的省份变动比较敏感,而零介泰尔指数对低人均卫生总费用的省份变动比较敏感。先看修正前数据,2011—2013 年基尼系数变动规律是先下降再上升,而泰尔指数呈下降趋势,说明低人均卫生总费用的省份变动降低了不公平程度。

然后看修正后数据,2011—2013 年基尼系数变动规律是先下降又反弹至 2011 年水平,而泰尔指数是先上升后下降,说明修正后,2012 年低人均卫生总费用的省份变动增加了不公平程度,2013 年低人均卫生总费用的省份变动减少了不公平程度。从表 4-28 可以看出,调整后,区域间差异对总差异的贡献变大,区域间的不公平对全国的不公平影响变大。

表 4-27　各省 2011—2013 年卫生总费用人口分布泰尔指数

机构类型	差异类型	2011 年	2012 年	2013 年
修正前	区域间	0.004 6	0.004 0	0.004 2
	区域内	0.014 1	0.013 2	0.012 6
	总差异	0.018 7	0.017 2	0.016 8
修正后	区域间	0.005 6	0.005 2	0.005 4
	区域内	0.013 8	0.014 3	0.013 7
	总差异	0.019 5	0.019 6	0.019 1

表 4-28　卫生总费用人口分布配置差异贡献率

机构类型	差异类型	2011 年	2012 年	2013 年
修正前	区域间	25%	24%	25%
	区域内	75%	76%	75%
修正后	区域间	29%	27%	28%
	区域内	71%	73%	72%

4.2.4　利用公平变动趋势综合评价

从省际视角看,2009—2014 年,各省卫生资源利用频次不断增加,但是各省卫生资源利用的公平性却在变差。从卫生资源产出分析,到 2014 年,门诊卫生服务资源利用人口分布公平性比住院服务资源利用人口分布公平性和健康体检资源利用人口分布公平性差,门诊服务资源利用人口分布的不公平是东部、中部、西部地区间不公平和各地区内的不公平造成的,根据泰尔指数可以看出地区间和地区内的差异各占将近 50%。住院服务资源利用人口分布不公平主要是地区间不公平造成的,但是东部、中部、西部地区间不公平在不断增加。住院服务资源公平性比门诊服务和健康体检资源公平性好,主要是因为从 2003 年开始城乡医疗保障体系的不断完善,对患者利用住院服务资源降低了经济障碍,或者说改善了住院服务资源利用的经济可及性,最终改善资源利用公平性。健康体检资源利用公平性 2009—2014 年改善最明显,因为 2009 年医改提出的基本公共卫生服务均等化,并且针对慢性病患者进行管理,定期体检,65 岁以上患者还提供了定期的免费体检。从卫生资源消耗的卫生总费用分析,2011—2013 年,全国及各省卫生总费用增长较快,卫生总费用人口分布公平性无明显改善;考虑单位卫生资源消耗影响因素对各省卫生总费用进行修正,修正后低人均卫生总费用省份和中等卫生总费用省份变动引起卫生总费用人口分布公平性变差。

4.3　结果公平分析

健康居民利用卫生资源是为了促进健康,卫生资源质量是影响卫生资源利用结果的重要因素,通过省际健康结果的差异,评价卫生资源利用结果的公平性。世界卫生组织选用的健康结果指标通常包括孕产妇死亡率、5 岁及以下儿童死亡率和预期寿命。由于统计数据的局限,分析各省之间的差异,只能用孕产妇死亡率和预期寿命两个指标分析。

4.3.1　健康水平发展状况

(1)孕产妇死亡率差异分析

从表 4-29 可以看出,2004 年上海孕产妇死亡率最低,为 10.8/10 万,2014 年下降至 5/10 万,2004 年西藏孕产妇死亡率为 310.4/10 万,2014 年下降至 108.9/10 万,2004—2014 年,各省孕产妇死亡率大幅度下降,各省孕妇健康结果明显改善,但各省有一定的差异,2014 年最高值和最低值相差悬殊。有些省份,特别是东部经济发展水平高的省份,孕产妇死亡率接近于甚至低于发达国家孕产妇死亡率。2013 年,英国孕产妇死亡率是 8/10 万,德国是 7/10 万,日本是 6/10 万。而有些省份,特别是西部经济发展水平低、人口密度低的省份,孕产妇死亡率都在两位数以上。

表 4-29　各省 2004—2014 年孕产妇死亡率

单位:1/10 万

省份	2004 年	2005 年	2006 年	2007 年	2008 年	2009 年	2010 年	2011 年	2012 年	2013 年	2014 年
北京	18.0	17.1	7.9	16.5	18.2	15.0	13.1	9.9	6.6	10.2	7.7
天津	12.2	13.4	6.6	8.6	7.3	9.6	9.6	6.8	9.2	8.8	9.3
河北	29.0	25.8	23.3	20.7	11.6	11.9	18.4	9.4	10.5	10.7	8.8

续 表

省份	2004 年	2005 年	2006 年	2007 年	2008 年	2009 年	2010 年	2011 年	2012 年	2013 年	2014 年
山西	44.6	42.7	39.3	33.9	28.8	17.3	14.6	16.6	11.7	15.6	14.4
内蒙古	48.9	33.8	38.6	35.4	30.7	30.2	35.2	16.7	20.1	15.5	19.6
辽宁	18.2	22.0	19.3	15.4	15.3	10.0	12.1	10.7	7.9	8.3	10.7
吉林	32.2	34.6	30.3	28.5	27.3	25.8	28.1	16.5	16.4	17.1	25.8
黑龙江	19.4	16.4	27.0	21.6	21.7	18.5	21.7	16.8	17.4	14.8	14.8
上海	10.8	1.4	9.5	7.9	7.8	5.5	6.6	3.7	2.0	9.3	5.0
江苏	21.7	16.1	11.2	11.7	9.3	5.2	3.6	1.2	1.4	1.9	1.9
浙江	14.4	13.4	10.3	8.1	6.6	9.5	7.4	6.4	4.0	6.2	5.5
安徽	29.4	26.3	26.9	24.6	20.5	19.2	21.9	15.7	11.5	13.7	11.5
福建	32.2	30.6	24.6	24.0	16.8	14.6	12.2	14.2	11.4	12.0	10.3
江西	42.8	32.0	31.4	25.5	16.0	13.7	11.2	12.6	11.3	10.7	9.0
山东	21.8	16.4	15.7	16.0	12.3	12.8	11.5	9.7	10.1	9.3	9.5
河南	50.7	44.8	41.2	28.8	21.0	16.9	15.2	10.2	9.2	10.3	11.2
湖北	42.1	34.4	27.1	20.0	17.3	17.7	15.4	10.6	10.1	11.6	9.0
湖南	44.2	39.4	34.6	35.4	30.5	27.1	26.7	18.8	19.6	16.0	14.9
广东	20.3	17.2	17.3	17.8	16.4	13.7	10.5	11.4	9.9	8.4	8.4
广西	55.2	37.6	29.0	26.0	21.7	23.5	20.7	18.7	17.4	14.2	14.1
海南	36.3	36.7	41.0	29.2	21.3	24.5	22.7	13.6	25.8	17.9	15.0
重庆	79.1	77.7	63.5	50.2	35.4	30.1	23.0	21.6	15.0	17.1	18.3
四川	79.3	68.0	57.7	48.6	39.1	29.1	22.8	23.1	18.9	20.7	18.6
贵州	95.4	83.6	79.3	66.7	56.2	50.4	35.4	24.3	26.1	22.6	26.8
云南	65.4	63.3	64.0	50.4	47.7	41.5	37.3	34.7	28.0	26.7	22.1
西藏	310.4	290.4	244.1	265.4	234.0	232.2	174.8	180.7	176.1	154.5	108.9
陕西	58.8	47.5	32.9	36.6	25.5	21.9	17.3	13.3	10.7	13.3	11.6
甘肃	79.5	82.8	64.8	62.6	41.7	36.2	33.2	30.7	24.4	23.0	19.5
青海	114.5	110.1	88.5	78.7	50.6	48.2	45.1	46.1	36.2	44.0	33.3
宁夏	54.5	43.7	44.7	47.4	25.1	20.7	29.7	22.8	27.5	15.1	14.8
新疆	123.7	116.8	92.1	73.7	62.0	41.4	43.2	39.1	34.1	33.8	39.1

数据来源:根据《2004—2015 中国卫生统计年鉴》整理

(2)预期寿命

从表 4 - 30 可以看出,1990—2010 年全国居民预期寿命有了较大的提高,从 68.55 岁增加到 74.57 岁。各省居民预期寿命都有大幅提高,但是各个省份预期寿命差异也是比较明显的,最高预期寿命与最低预期寿命相差 12 岁,上海、北京、天津的预期寿命与发达国家预期寿命接近,2013 年,英国预期寿命为 81 岁、美国为 79 岁、日本为 84 岁。

表 4 - 30　中国主要年份各地区预期寿命　　　　单位:岁

地区	1990 年	2000 年	2010 年	地区	1990 年	2000 年	2010 年
全国	68.55	71.4	74.83	河南	70.15	71.54	74.57
北京	72.86	76.1	80.18	湖北	67.25	71.08	74.87
天津	72.32	74.91	78.89	湖南	66.93	70.66	74.7
河北	70.35	72.54	74.97	广东	72.52	73.27	76.49
山西	68.97	71.65	74.92	广西	68.72	71.29	75.11
内蒙古	65.68	69.87	74.44	海南	70.01	72.92	76.3
辽宁	70.22	73.34	76.38	重庆	66.33	71.73	75.7
吉林	67.95	73.1	76.18	四川	66.33	71.2	74.75
黑龙江	66.97	72.37	75.98	贵州	64.29	65.96	71.1
上海	74.9	78.14	80.26	云南	63.49	65.49	69.54
江苏	71.37	73.91	76.63	西藏	59.64	64.37	68.17
浙江	71.38	74.7	77.73	陕西	67.4	70.07	74.68
安徽	69.48	71.85	75.08	甘肃	67.24	67.47	72.23
福建	68.57	72.55	75.76	青海	60.57	66.03	69.96
江西	66.11	68.95	74.33	宁夏	66.94	70.17	73.38
山东	70.57	73.92	76.46	新疆	63.59	67.41	72.35

数据来源:根据《2015 中国卫生和计划生育统计年鉴》整理

4.3.2　关键健康结果指标公平性变动趋势分析

(1)经济发展水平与省际孕产妇死亡率差异的关系

健康结果的不公平,重点是研究经济收入的差距引起的不公平。利用不公平斜率指数分析孕产妇健康结果的不公平。首先用 2004—2014 年各省人均地区生产总值对各省份排序,然后根据各省的排序和孕产妇死亡率进行线性回归,直线越陡峭越不公平,越平坦越公平,也就是斜率的绝对值(不公平斜率指数)越大越不公平。从表4-31可看出,P值都小于0.05,线性回归有统计学意义。斜率的绝对值,从2004年呈下降趋势,说明由于各地区经济发展水平不同引起的各地区孕产妇死亡的差异在逐渐缩小,即孕产妇健康结果省际公平性逐渐改善。截距越来越小表明孕产妇死亡率整体水平逐年降低。

表4-31　经济发展水平与省际孕产妇死亡率差异关系分析的线性回归结果

指标	2004年	2005年	2006年	2007年	2008年	2009年
不公平斜率指数	2.956	2.796	2.531	2.406	1.975	1.890
斜率	−2.956	−2.796	−2.531	−2.406	−1.975	−1.890
截距	48.860	45.389	42.208	37.979	30.876	102.303
P值	0.006	0.006	0.002	0.007	0.012	0.015
指标	2010年	2011年	2012年	2013年	2014年	
不公平斜率指数	1.440	1.453	1.347	1.137	0.822	
斜率	−1.440	−1.453	−1.347	−1.137	−0.822	
截距	94.288	83.841	78.365	63.720	59.075	
P值	0.013	0.017	0.024	0.029	0.027	

(2)经济发展水平与省际预期寿命差异的关系

利用不公平斜率指数分析不同省份由于经济发展水平的差异引起的预期寿命的不均等。计算过程与孕产妇死亡率不公平斜率指数一样,只是1999年各省人均地区生产总值无法获得,只计算了2000年和2010年的。2000、2010年预期寿命不公平斜率指数分别为0.275和0.236,截距分别为66.941和71.136,P值小于0.000,有统计学意义。数据结果说明2000—2010年省际预期寿命公平性增加,而且整体预期寿命升高。

4.3.3　结果公平趋势综合分析

从省际视角看,2003—2014年,各省孕产妇死亡率逐年降低,部分经济发展良好的省份甚至接近或低于发达国家孕产妇死亡率;并且不公平斜率指数逐年降低,从2.956下降至0.822,各省孕产妇死亡率差异明显缩小。从2000年到2010年,各省居民预期寿命逐年上升,部分经济发展良好省份甚至接近或高于发达国家预期寿命;并且不公平斜率指数呈下降趋势,从0.275下降至0.236,

各省居民预期寿命差异缩小。因此各省居民的健康水平都有明显改善,部分经济发展良好省份接近于发达国家水平,而且各省之间的健康结果差异也在不断缩小,省际资源利用结果公平性不断提高。

4.4　卫生资源配置公平性及变动趋势综合分析

通过对卫生资源配置的机会公平、利用公平、结果公平评价可以看出,从2003 年以来三个方面的公平性都是在不断改善的,其中,机会公平改善程度最明显,到 2014 年各省居民获得卫生资源的机会差异越来越小,公平性已经达到较好的程度,这与 2003 年后卫生改革将不断完善城乡基层卫生服务体系作为改革的重点内容有明显关系。卫生资源利用方面,各省居民利用卫生服务的水平差异逐渐缩小,公平性不断改善,这与建立和完善医疗保障体系有关;从资源消耗的角度看,三年来卫生资源利用的公平性几乎无进一步改进,说明中央在决定对各省卫生投入时,还应该考虑资源消耗的差异情况,才有利于进一步改善省际卫生资源配置的公平性。从结果公平性来看,虽然各省居民健康水平与其经济发展水平的相关性呈下降趋势,但是这种相关性依然存在,需要从机会公平质的方面和利用公平质的方面提高,才有利于结果公平的进一步改善。

第5章　卫生资源配置效率分析

我国从 2003 到 2014 年卫生资源配置公平性整体得到了改善。那么,在此期间卫生资源配置效率是如何变化的,各省之间的效率差异情况如何,有什么规律,技术进步是如何影响卫生资源配置效率的? 首先,使用卫生领域常用的、简单的生产要素产出比进行分析。由于卫生领域的生产具有多投入与多产出的特征,所以,使用数据包络法的超效率模型对各省的卫生资源配置效率进行测算和评价。最后,利用马姆奎斯特指数理论分析期间技术进步、技术效率变化对综合效率的影响。由于《中国卫生统计年鉴》中统计指标的变化,在具体分析中时间阶段只能局限于数据的获得,总体不影响分析卫生资源配置效率的趋势。

5.1　一般性分析

衡量卫生资源生产效率最简单的指标是关注投入与产出,关注关键生产要素的产出比:医师日均担负诊疗人次、医师日均担负住院床日和病床利用率。

5.1.1　医师工作效率分析

《中国卫生统计年鉴》2013 年以前的医师日均担负诊疗人次和医师日均担负住院床日指标是按医院统计的,2013 年开始增加了按医疗卫生机构统计这两项指标。根据本书的研究对象,选择按医疗卫生机构统计更合理。从表 5-1 可以看出,2012—2014 年全国医师工作效率呈上升趋势,医师门诊服务工作效率东部地区明显高于中部和西部地区,中部地区效率最低;医师住院服务工作效率西部地区最高,中部次之,东部最低。各省 2012—2014 年医师门诊工作效率都呈上升趋势(湖南、湖北除外),上海、浙江、广东、天津、福建明显高于其他省份和全国水平,山西、黑龙江、内蒙古明显低于全国水平;医师住院工作效率明显高于全国水平的省份是湖北、湖南、重庆、贵州、云南。从各省医师工作效率的差异可以看出,医师工作效率还有较大提升空间。

表 5－1　各省 2012—2014 年医师工作效率

序号	地区	医师日均担负诊疗人次			医师日均担负住院床日		
		2012 年	2013 年	2014 年	2012 年	2013 年	2014 年
1	全国	7.3	7.3	7.5	2.5	2.6	2.6
2	东部	8.8	8.8	9.1	2.2	2.3	2.4
3	中部	5.5	5.5	5.7	2.6	2.7	2.8
4	西部	6.4	6.5	6.7	2.9	2.9	3.0
5	北京	9.7	10.6	10.7	1.4	1.5	1.5
6	天津	11.1	11.8	12.5	1.6	1.9	1.8
7	河北	4.7	4.9	5.2	2.2	2.3	2.2
8	山西	3.5	3.6	3.7	1.8	1.9	2.0
9	内蒙古	4.6	4.8	5.2	2.2	2.1	2.2
10	辽宁	5.2	5.4	5.5	2.4	2.7	2.8
11	吉林	4.8	5.0	5.3	2.2	2.3	2.4
12	黑龙江	4.4	4.7	4.8	2.3	2.5	2.5
13	上海	14.7	15.0	15.2	2.2	2.6	2.5
14	江苏	9.3	9.3	9.6	2.6	2.7	2.8
15	浙江	12.0	11.9	12.1	2.4	2.4	2.4
16	安徽	6.1	6.2	6.4	2.7	2.8	2.8
17	福建	9.4	9.5	9.5	2.5	2.6	2.5
18	江西	5.9	5.9	6.0	2.7	2.9	2.9
19	山东	5.6	5.3	5.7	2.3	2.2	2.3
20	河南	6.0	6.0	6.3	2.8	2.8	2.9
21	湖北	7.1	6.7	6.9	3.1	3.0	3.1
22	湖南	5.5	5.3	5.3	3.1	3.3	3.3
23	广东	12.1	11.9	12.0	2.1	2.2	2.3
24	广西	8.2	8.0	8.1	2.7	2.9	2.9
25	海南	6.2	6.3	6.5	2.1	2.2	2.1
26	重庆	7.5	7.4	7.5	3.0	3.2	3.2

续 表

序号	地区	医师日均担负诊疗人次			医师日均担负住院床日		
		2012 年	2013 年	2014 年	2012 年	2013 年	2014 年
27	四川	6.8	6.7	6.9	3.1	3.2	3.2
28	贵州	5.1	5.2	5.4	3.0	3.2	3.2
29	云南	7.6	7.5	7.9	3.3	3.2	3.3
30	西藏	5.3	5.8	6.1	1.5	1.6	1.7
31	陕西	5.9	6.0	6.2	2.7	2.9	2.9
32	甘肃	5.9	6.0	6.1	2.7	2.9	2.9
33	青海	5.6	5.2	5.3	2.7	2.5	2.6
34	宁夏	7.1	7.2	7.2	2.9	2.7	2.6
35	新疆	5.7	5.7	5.9	2.9	2.9	2.8

数据来源:根据 2004、2009、2015 年《中国卫生统计年鉴》计算整理

5.1.2 病床利用率分析

从表 5-2 可以看出,2003—2014 年全国病床利用率呈上升趋势,2011 年后小幅波动,之后趋于平稳;各省病床利用效率有一定的差距,最高与最低相差 21%,病床利用率明显高于全国水平的省份是上海、湖北、广西、四川、浙江、江西、江苏,明显低于全国水平的省份是西藏、内蒙古、吉林、海南、山西、青海、贵州。通过各省病床利用率的差异可以看出,病床利用效率还有一定的提升空间。

表 5-2　各省 2003—2014 年病床利用率　　　　单位:%

省份	2003 年	2004 年	2005 年	2006 年	2007 年	2008 年	2009 年	2010 年	2011 年	2012 年	2013 年	2014 年
总计	65.3	68.4	70.3	72.4	78.2	81.5	84.7	86.7	88.5	90.1	89.0	88.0
北京	67.3	76.9	77.3	79.8	83.0	83.0	84.6	84.5	84.4	84.3	83.5	83.2
天津	62.3	68.4	68.1	72.6	77.0	75.5	81.2	86.3	90.0	87.6	84.8	83.9
河北	63.4	65.1	66.3	67.2	74.4	76.4	80.1	82.9	85.6	88.4	88.3	86.7
山西	55.4	59.4	61.6	64.4	68.5	69.7	69.2	73.1	75.4	80.0	80.8	81.1
内蒙古	54.2	58.2	59.8	63.5	68.0	71.4	75.5	78.0	81.1	82.8	78.7	76.0
辽宁	55.6	58.7	62.6	66.1	71.7	76.5	80.6	83.2	85.2	87.2	88.5	87.7
吉林	52.8	56.1	57.0	60.8	65.5	67.5	70.4	70.8	75.0	79.4	80.6	80.3

续 表

省份	2003 年	2004 年	2005 年	2006 年	2007 年	2008 年	2009 年	2010 年	2011 年	2012 年	2013 年	2014 年
黑龙江	52.2	56.0	59.3	60.1	63.5	68.8	74.2	76.7	79.6	82.0	84.8	82.4
上海	92.9	96.8	96.4	96.8	99.1	99.5	100.2	98.0	96.6	98.4	95.2	97.1
江苏	77.3	82.5	83.2	84.3	89.4	89.0	92.6	94.3	92.9	91.9	91.1	90.3
浙江	84.6	87.6	85.3	85.6	88.6	89.8	93.1	94.4	94.6	95.4	93.2	92.5
安徽	62.2	64.3	68.4	72.0	81.2	83.3	85.4	87.3	87.2	88.1	86.8	87.7
福建	72.6	74.1	76.0	76.3	87.9	92.7	89.9	89.6	90.6	92.1	88.5	86.8
江西	58.9	64.0	64.1	68.7	69.4	80.6	85.6	87.6	94.1	94.6	93.2	93.2
山东	70.8	72.3	72.9	75.4	78.0	78.8	80.4	81.6	85.0	85.6	85.2	86.9
河南	59.6	63.6	67.2	71.0	74.8	82.6	83.6	85.4	88.1	91.5	90.7	91.2
湖北	65.7	69.5	72.6	75.7	83.2	87.3	92.7	96.1	98.7	99.3	96.5	96.1
湖南	62.0	64.2	68.1	71.5	80.8	86.7	90.5	93.3	94.8	96.0	94.3	89.5
广东	73.1	76.5	76.0	77.1	81.7	84.6	85.7	87.2	86.6	87.1	87.3	86.3
广西	64.6	69.0	70.2	72.4	79.1	81.9	86.4	89.9	93.3	95.6	97.5	95.1
海南	47.6	52.5	56.5	61.9	68.2	72.9	81.2	88.0	86.5	84.5	84.9	80.5
重庆	64.4	65.4	69.1	70.6	79.7	82.2	86.4	90.1	91.2	91.9	89.6	88.5
四川	65.1	64.7	69.8	69.0	83.0	87.5	93.8	95.1	96.7	97.4	95.4	92.0
贵州	65.4	63.4	67.6	71.9	75.7	79.3	84.0	86.4	87.1	89.1	85.2	82.7
云南	69.7	74.0	73.4	77.8	83.8	81.9	87.8	88.1	88.7	89.1	85.4	85.5
西藏	56.4	58.7	61.2	63.1	65.3	71.7	70.5	65.3	69.6	72.0	73.7	75.4
陕西	55.3	57.3	61.0	60.5	70.0	74.6	80.4	82.2	84.0	89.8	87.7	86.7
甘肃	52.8	54.9	54.7	58.8	65.7	72.8	76.4	78.6	82.1	85.6	84.6	83.4
青海	63.7	63.9	62.6	65.2	58.1	73.5	77.0	79.6	77.3	88.0	86.2	81.3
宁夏	65.5	73.7	75.9	71.9	78.0	82.6	87.0	89.8	91.1	92.2	89.7	87.7
新疆	76.0	73.7	74.4	75.0	79.8	82.4	86.0	89.2	92.5	92.1	88.4	86.8

备注:由于年鉴统计指标发生变化,2003—2010 年是医院病床利用率,2011—2014 年是医疗卫生机构病床利用率

数据来源:根据《2004—2015 中国卫生统计年鉴》整理

5.2 卫生资源配置效率分析与评价

标准的 DEA 效率模型得出的效率值最大为 1,表示决策单元有效,但是有效的决策单元的效率高低无法进一步区分。为了解决这一问题,Andersen 和 Peterson(1993)提出了对有效决策单元进一步区分有效程度的方法,即超效率模型。虽然超效率模型是针对有效决策单元而设计的,但同样适用于无效决策单元。

5.2.1 径向超效率模型

超效率模型自 1993 年被提出之后,后续还有许多学者提出了其他类型的超效率模型。本书使用 Andersen 和 Peterson(1993)提出的径向超效率模型[114],它是目前被广泛使用的。无效决策单元的超效率径向模型与标准效率径向模型的结果一致。

(1)数学模型

各省卫生资源生产技术水平之间有差异,评价某省从全国卫生行业技术水平来看达到什么程度,就是该省的技术效率。技术效率可以从投入和产出两个角度衡量,在投入既定的情况下,技术效率由产出最大化程度来衡量;在产出既定的情况下,技术效率由投入最小化的程度来衡量。在评价技术效率时,有两种假设情况。一种是假设规模效益不变(CRS)或即使可变,但假设所有的决策单元都处于最优生产规模,即规模效益不变阶段,计算出的技术效率包含了规模效率的成分,被称为综合技术效率。另一种是假设规模收益可变(VRS),计算出的技术效率排除了规模的影响,称为纯技术效率。那么通过 CRS 和 VRS 可以计算出综合效率、纯技术效率、规模效率,其中综合效率等于纯技术效率乘以规模效率。

产出导向 CRS 超效率模型:

$$\max \varphi$$

$$\text{s.t.} \quad \sum_{\substack{j=1 \\ j=k}}^{r} \lambda_j x_{ij} \leqslant x_{ij}$$

$$\sum_{\substack{j=1 \\ j=k}}^{r} \lambda_j y_{rj} \geqslant \varphi y_{rj}$$

$$\lambda \geqslant 0; \quad i=1,2,\cdots,m; \quad r=1,2,\cdots,q; \quad j=1,2,\cdots,n \quad (j \neq k)$$

产出导向 VRS 超效率模型：

$$\max \varphi$$

$$\text{s. t.} \quad \sum_{\substack{j=1 \\ j=k}}^{r} \lambda_j x_{ij} \leqslant x_{ij}$$

$$\sum_{\substack{j=1 \\ j=k}}^{r} \lambda_j y_{rj} \geqslant \varphi y_{rj}$$

$$\sum_{\substack{j=1 \\ j=k}}^{r} \lambda_j = 1$$

$$\lambda \geqslant 0; \quad i=1,2,\cdots,m; \quad r=1,2,\cdots,q; \quad j=1,2,\cdots,n \quad (j \neq k)$$

规模收益阶段有三种情况：规模收益递增（Increasing Returns to Scale，IRS）、规模收益不变（Constant Returns to Scale，CRS）、规模收益递减（Decreasing Returns to Scale，DRS）。通过规模收益不变 DEA 模型（CRS）和规模收益可变 DEA 模型（VRS）判断规模收益阶段。CRS 模型生产前沿与 VRS 模型生产前沿放置统一坐标系中，决策点在 CRS 模型中的"线性组合系数之和"小于 1 处于 IRS 阶段，大于 1 处于 DRS 阶段，等于 1 处于 CRS 阶段。

(2)投入产出指标选择及数据

卫生资源就是卫生投入，但是卫生资源的种类很多，具体的分类在第 2 章中已经介绍，此处不再赘述。虽然卫生资源种类多，但是它们之间是相互关联的，比如病床的数量就决定了一定范围的卫生技术人员、用房面积、医疗设备等要素的数量。在确定投入指标时既要考虑代表性，又要考虑数据的可获得性，确定关键的卫生资源投入：卫生技术人员和病床数。同时，卫生资源的产出与一般生产的产出不同，供给和消费是同时进行的，而且不同疾病的患者，或者同一种疾病的不同患者，产出都是不同的。但是根据生产的方式主要可以分为两大类：门诊服务和住院服务，所以产出的指标确定为：门诊服务人次数和入院人数。本书投入与产出指标的选择思路与结果与这一类研究学者的指标选择思路与结果类似。确定的这四项投入产出指标，可以从《2010—2015 年中国卫生统计年鉴》中获得，由于《2003—2009 年中国卫生统计年鉴》不是按这一口径统计的，所以为了保证分析结果的准确性，主要分析 2009—2014 年医疗卫生机构的效率。

5.2.2　综合效率趋势分析与评价

利用 MaxDEAUltra6.8 软件计算 2009—2014 年各省卫生资源配置效率，详细结果见附表。CRS 模型分析，处于生产前沿面的省份有广东、广西、上海、浙江、贵州、云南;VRS 模型分析,2009—2013 年生产前沿面的省份没有发生变化,在 CRS 模型生产前沿面的基础上增加了四川和西藏,2014 年时,生产前沿面增加了山东和江西。

(1)平均综合效率分析

将 2009—2014 年每年各省的效率计算算数平均值,评价这一时期各省整体的效率情况,并根据综合效率进行排序,结果见表 5-3。平均综合效率没有大于等于 1 的省份,效率水平差异大,综合效率最高的省份广东与最低的省份山西相差将近一倍。影响综合效率的主要因素是技术效率,排序最后的省份都是技术效率偏低导致的。

表 5-3 各省 2009—2014 年平均效率

排序	省份	平均综合效率	平均技术效率	平均规模效率	排序	省份	平均综合效率	平均技术效率	平均规模效率
1	广东	0.996 9	1.012 2	0.985 3	17	北京	0.824 0	0.829 2	0.993 5
2	上海	0.972 5	0.974 8	0.997 6	18	安徽	0.817 1	0.825 9	0.989 4
3	浙江	0.969 7	0.972 6	0.997 1	19	天津	0.808 5	0.845 1	0.956 1
4	广西	0.969 2	0.983 1	0.986 2	20	甘肃	0.787 5	0.792 7	0.993 4
5	云南	0.964 5	0.973 4	0.990 8	21	新疆	0.749 3	0.761 2	0.984 9
6	贵州	0.963 1	0.985 9	0.976 6	22	宁夏	0.731 8	0.810 9	0.902 4
7	江西	0.962 0	0.974 2	0.987 5	23	海南	0.730 5	0.825 2	0.885 3
8	四川	0.927 3	1.002 0	0.926 6	24	西藏	0.692 7	0.955 4	0.729 3
9	福建	0.905 0	0.910 1	0.994 6	25	陕西	0.670 3	0.674 2	0.994 3
10	河南	0.891 1	0.933 9	0.955 0	26	青海	0.661 4	0.765 3	0.865 9
11	重庆	0.888 0	0.896 2	0.990 8	27	辽宁	0.590 3	0.603 0	0.979 8
12	河北	0.876 2	0.892 2	0.982 3	28	内蒙古	0.573 7	0.580 8	0.987 7
13	江苏	0.857 1	0.878 4	0.975 9	29	吉林	0.569 9	0.572 4	0.995 6
14	湖北	0.839 7	0.850 2	0.988 0	30	黑龙江	0.548 9	0.566 5	0.970 3
15	山东	0.828 1	0.919 8	0.905 0	31	山西	0.506 6	0.508 6	0.996 1
16	湖南	0.824 9	0.927 7	0.892 3					

(2)综合效率变化趋势分析

以各省 2009 年综合效率为参照,计算各省 2014 年综合效率变化情况,分析各省综合效率的变化趋势。2009—2014 年综合效率提高明显的省份是天津、北京、新疆、辽宁、吉林、上海、湖北、山西,主要由技术效率的提高促进的,提高幅度在 10% 以上;综合效率下降明显的省份是云南、江西、重庆、四川、福建、贵州,除了四川,都是技术效率下降造成的,也有个别省份是技术效率和规模效率同时下降造成的,详见表 5-4。

表 5-4　2009—2014 年各省效率变化情况

排序	省份	综合效率提升程度	技术效率提升程度	规模效率提升程度	排序	省份	综合效率提升程度	技术效率提升程度	规模效率提升程度
1	天津	31.60%	27.60%	3.14%	17	西藏	4.42%	−15.88%	24.14%
2	北京	30.02%	29.01%	0.78%	18	河南	3.87%	13.16%	−8.21%
3	新疆	18.63%	21.26%	−2.17%	19	海南	3.81%	−2.25%	6.20%
4	辽宁	18.29%	22.10%	−3.12%	20	江苏	2.21%	4.38%	−2.08%
5	吉林	14.51%	14.21%	0.27%	21	内蒙古	0.72%	−1.22%	1.96%
6	上海	14.38%	14.03%	0.30%	22	山东	−0.63%	21.66%	−18.32%
7	湖北	13.91%	17.12%	−2.74%	23	广东	−2.38%	4.02%	−6.15%
8	山西	10.69%	11.00%	−0.28%	24	青海	−4.68%	−15.38%	12.64%
9	河北	6.83%	8.74%	−1.76%	25	广西	−4.99%	−3.17%	−1.88%
10	安徽	6.70%	8.10%	−1.29%	26	云南	−5.38%	−3.17%	−2.28%
11	宁夏	6.44%	0.49%	5.93%	27	江西	−6.39%	−6.69%	0.32%
12	浙江	5.97%	6.11%	−0.13%	28	重庆	−7.81%	−4.94%	−3.02%
13	甘肃	4.94%	3.89%	1.00%	29	四川	−11.56%	0.39%	−11.90%
14	黑龙江	4.80%	13.57%	−7.73%	30	福建	−13.38%	−14.31%	1.09%
15	湖南	4.74%	19.93%	−12.67%	31	贵州	−17.64%	−13.79%	−4.47%
16	陕西	4.45%	6.09%	−1.55%					

(3)规模收益状态分析

2009—2014 年都处于规模收益递增阶段的省份主要是东部地区的 4 个省和西部地区的 5 个省;处于规模收益递减阶段的是东部地区的 4 个省、中部地区的 4 个省和西部地区的 1 个省。2012—2014 都处于规模收益递减阶段的有东部地区的 2 个省、中部地区的 4 个省、西部地区的 4 个省,详见表 5－5。此外还有 3 个省份,福建、广西从 2013 年开始处于规模收益递减阶段,陕西从 2014 年处于规模收益递减阶段。到 2014 年,31 个省份中有 22 个省份都处于规模收益递减的状态,表明其卫生机构的管理技术已无法满足资源配置的规模,技术效率下降,需要管理技术的改进和创新,提升技术效率,满足资源规模的需要。

表 5－5　各省 2009—2014 年规模收益变动分析

规模收益变动分类	区域	省份	省份个数
2009—2014 年每年都处于规模收益递增	东部地区	北京、海南、上海、天津	4
	西部地区	甘肃、内蒙古、宁夏、青海、西藏	5
2009—2014 年每年都处于规模收益递减	东部地区	河北、江苏、辽宁、山东	4
	中部地区	安徽、河南、黑龙江、湖南	4
	西部地区	四川	1
2012—2014 年每年处于规模收益递减	东部地区	浙江、广东	2
	中部地区	吉林、山西、江西、湖北	4
	西部地区	重庆、云南、新疆、贵州	4

(4)全国平均效率变化分析

将 2009—2014 年期间各省每年效率计算算数平均值,代表此期间内每年的全国卫生资源配置效率的水平。从图 5－1 和表 5－6 可以看出,综合效率 2009—2012 年呈先上升,2012 年后开始下降的变化规律;技术效率趋势 2009—2011 年平稳,2012 年小幅上升后又趋向平稳;规模效率趋势较平稳,但稍有下降的趋势。三条曲线位于最上面的是规模效率曲线,最下面的是综合效率曲线,技术效率曲线与综合效率曲线非常接近,由于技术效率曲线位置低,这就决定了综合效率曲线也低。由此可以看出,全国卫生资源配置效率不高是技术效率较低造成的。

表 5－6　全国 2009—2014 年卫生资源配置平均效率

效率类型	2009 年	2010 年	2011 年	2012 年	2013 年	2014 年
综合效率	0.786 7	0.782 2	0.793 7	0.827 3	0.818 3	0.810 7
技术效率	0.819 8	0.811 6	0.820 6	0.865 3	0.857 9	0.857 5
规模效率	0.962 8	0.965 7	0.967 8	0.959 0	0.955 4	0.948 4

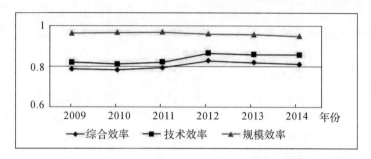

图 5-1　全国 2009—2014 年卫生资源配置平均效率

5.3　全要素生产率趋势分析与评价

全要素生产率虽然是分析经济增长源泉的重要工具,是政府制定长期可持续增长政策的重要依据,但是目前学术界也已普遍用于分析部门、行业的生产效率提高的动力[115]。卫生资源全要素生产率分析,可以分析卫生生产效率变化是由技术效率变化引起的还是技术进步带来的,从而为改善和促进卫生产出指明方向。

5.3.1　Malmquist 指数理论

Malmquist 生产率指数理论[116]的概念最早源于 Malmquist(1953),因此将这一类指数命名为 Malmquist 指数。Fare R 等人(1992)最早采用数据包络分析的方法计算 Malmquist 指数,并将 Malmquist 指数分解为两个方面的变化:被评价决策单元在各个时期内的技术效率的变化;生产技术的变化,在数据包络分析中反映生产前沿的变动。

Malmquist 指数是非参数方法的生产前沿函数模型。Malmquist 指数模型无须特定的生产函数和无效率项的分布假设,也不需对市场竞争状况做出假设,它使用数据包络分析的方法构建出最佳实践面,将决策单元(即本书中的省份)同最佳实践者相比较,计算出每个决策单元的效率,再通过一系列的换算,得出全要素生产率指数及其组成——技术进步和效率变化。

(1)相邻前沿交叉参比模型

分析被评价单元在两个时期的生产率变化,需要参考生产前沿得出其两个时期,t 和 $t+1$ 时期的生产效率。有两个生产前沿可以参照,参考不同的前沿得出的生产效率值是不同的。分别参考 t 期前沿和 $t+1$ 期前沿计算出两个 Malmquist 指数,采用这两个指数的几何平均值作为评价单元的 Malmquist

指数。

从时期 t 到 $t+1$ 的 Malmquist 指数表示为

$$\mathrm{MI}_k = \sqrt[n]{\frac{E_k^t(x^{t+1}, y^{t+1})}{E_k^t(x^t, y^t)} \times \overline{\frac{E_k^{t+1}(x^{t+1}, y^{t+1})}{E_k^{t+1}(x^t, y^t)}}} =$$

$$\frac{E_k^{t+1}(x^{t+1}, y^{t+1})}{E_k^t(x^t, y^t)} \times \sqrt{\frac{E_k^t(x^t, y^5)}{E_k^{t+1}(x^t, y^t)} \times \overline{\frac{E_k^t(x^{t+1}, y^{t+1})}{E_k^{t+1}(x^{t+1}, y^{t+1})}}} =$$

技术效率变化（EC）×技术变化（TC）

(2)Malmquist 指数分解

Zofio(2007)在 Fare R 等人的分解方法基础上,将技术效率变化(EC)分解为纯技术效率变化(PEC)和规模效率变化(SEC),技术变化(TC)分解为纯技术变化(PTC)和规模技术变化(STC)。即

Malmquiat 指数＝纯技术效率变化×规模效率变化×纯技术变化×
规模技术变化＝PEC×SEC×PTC×STC

(3)投入产出指标选择及数据

与本书 5.2 部分的径向超效率模型的指标选择原因和思路一致。卫生资源投入指标选择卫生技术人员数和病床数,产出指标选择门诊服务人次数和入院人数。

5.3.2　全要素生产率趋势分析与评价

(1)各省平均全要素生产率分析

2009—2014 年共有 5 个时期,将每个时期每个省份的生产效率变化指数使用几何平均值方法计算 2009—2014 年的平均生产效率变化指数,再根据全要素生产率变化(MI)从大到小排序,见表 5-7。2009—2014 年天津的平均全要素生产率变化最高,生产率以每年 6.59% 的速度增长[①],生产率的提高主要是技术效率变化(EC)带动的,其中技术效率变化主要是纯技术效率变化(PEC)起作用的,技术变化(TC)也起到促进作用(PTC＝1.010 8,STC＝1.007 8);贵州的平均全要素生产率最低,生产率以每年 3.24% 的速度下降,主要是由技术变化引起的。全国有 22 个省份的平均全要素生产率都大于 1,纯技术效率变化也都大于 1,说明这些省份的生产率逐年增加,起主要作用的是纯技术效率的提高;剩下 9 个省份的平均全要素生产率都小于 1,技术效率变化都等于或稍大于 1(除山东、四川、福建),而技术变化(PTC、STC)都小于 1(除广东、广西、山东、福建),说明生产率下降主要是技术创新不足和技术效率不高无法缓冲引起的。

---

① 根据 Fare et al.(1994b),表格中的指数减去 1,就是这个指标每年的增长率。

表 5 - 7　各省 2009—2014 年生产率平均变化情况

排序	省份	平均值				
		PEC	SEC	PTC	STC	MI
1	天津	1.049 7	0.996 7	1.010 8	1.007 8	1.065 9
2	北京	1.039 6	1.004 8	1.011 9	0.997 1	1.053 9
3	辽宁	1.053 7	0.998 0	0.988 2	0.998 9	1.038 1
4	新疆	1.062 9	0.999 6	0.977 2	0.996 2	1.034 3
5	湖北	1.039 5	0.999 3	0.991 8	1.000 9	1.031 2
6	吉林	1.040 1	0.999 8	0.989 5	1.001 6	1.030 6
7	上海	1.000 0	1.000 0	1.023 3	1.000 1	1.023 4
8	山西	1.032 0	0.999 9	0.991 0	0.999 0	1.021 3
9	黑龙江	1.029 3	1.008 2	0.996 0	0.981 7	1.014 7
10	安徽	1.028 1	0.997 3	0.990 8	0.998 6	1.014 4
11	宁夏	1.017 9	1.002 6	0.980 6	1.012 6	1.013 4
12	河北	1.019 0	0.997 5	0.998 4	0.998 1	1.012 9
13	陕西	1.018 2	1.000 3	1.003 2	0.990 8	1.012 3
14	湖南	1.026 8	1.012 6	1.002 3	0.971 2	1.012 2
15	浙江	1.005 1	1.001 6	1.004 8	0.999 6	1.011 1
16	甘肃	1.013 2	1.000 9	0.994 2	1.001 3	1.009 6
17	河南	1.009 8	1.004 3	1.030 3	0.965 1	1.008 5
18	西藏	1.000 0	0.997 4	0.995 9	1.015 3	1.008 4
19	海南	1.013 1	1.001 2	0.980 8	1.013 4	1.008 1
20	江苏	1.004 2	0.995 8	1.005 4	0.998 1	1.003 5
21	内蒙古	1.012 0	1.001 3	0.986 9	1.003 4	1.003 4
22	青海	1.009 3	1.004 9	0.964 1	1.022 8	1.000 1
23	广东	1.000 0	1.000 0	1.034 4	0.965 2	0.998 4
24	山东	1.000 0	0.999 2	1.071 0	0.932 1	0.997 5
25	广西	1.000 0	1.000 0	1.002 5	0.989 3	0.991 8
26	云南	1.000 0	1.000 0	0.994 4	0.996 7	0.991 2

续表

排序	省份	平均值				
		PEC	SEC	PTC	STC	MI
27	重庆	1.005 8	1.002 1	0.981 5	1.001 5	0.990 7
28	江西	1.000 0	1.000 0	0.988 8	0.996 7	0.985 6
29	四川	1.000 0	0.991 0	1.020 8	0.966 7	0.977 9
30	福建	0.976 6	1.000 6	0.992 5	1.001 5	0.971 3
31	贵州	1.000 0	1.000 0	0.975 8	0.991 5	0.967 6

图 5-2 根据表 5-7 绘制,由于表 5-7 是根据平均全要素生产率变化大小进行排序的,所以通过观察图 5-2 可以看出纯技术效率变化是影响全要素生产率变化的主要因素。因为纯技术效率变化曲线的趋势与全要素生产率变化曲线的趋势基本一致,而且在其上方或与之重合。纯规模效率变化曲线较平稳,波动很小,说明各省之间的纯规模效率变化差异小。纯技术变化(PTC)曲线和规模技术变化(STC)曲线波动明显,说明各省之间的纯技术变化和规模技术变化差异明显,上海、河南、广东、山东、四川的纯技术变化明显高于其他省份,湖南、河南、山东、黑龙江、四川的规模技术变化明显低于其他省份。

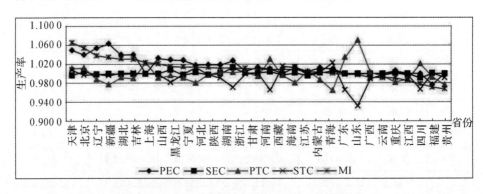

图 5-2 各省 2009—2014 年生产率平均变化情况

(2)分时期各省全要素生产率分析

1)2009—2010 年各省生产效率变化情况

将 2009—2010 年各省的生产效率变化指标结果,根据全要素生产率变化从大到小排序,结果见表 5-8。2009—2010 年,有 15 个省份全要素生产率提高,排在前五位的省份是天津、北京、新疆、上海、湖北;16 个省份全要素生产率降低,排在最后五位的省份是福建、贵州、四川、重庆、江西。有 24 个省份的纯技术效率变化(PEC)大于 1,有 15 个省份规模效率变化(SEC)大于 1,有 7 个省份的纯技术变化(PTC)大于 1,有 23 个省份的规模技术变化(STC)大于 1,可见 2009—2010 年各省全要素生产率的增加主要是纯技术效率变化和规模技术变化促进的。

表 5 - 8　各省 2009—2010 年生产率变化情况

排序	省份	PEC	SEC	PTC	STC	MI
1	天津	1.120 1	0.972 7	0.987 7	1.028 6	1.106 8
2	北京	1.076 4	0.996 0	0.978 6	1.005 3	1.054 7
3	新疆	1.118 8	1.002 2	0.947 0	0.988 4	1.049 6
4	上海	1.000 0	1.000 0	1.045 6	1.001 4	1.047 1
5	湖北	1.074 0	0.998 3	0.970 5	1.004 0	1.044 8
6	河南	1.032 3	1.006 1	1.034 3	0.960 0	1.031 2
7	云南	1.000 0	1.000 0	1.016 7		1.018 0
8	内蒙古	1.038 2	1.003 5	0.972 4	1.004 2	1.017 3
9	宁夏	1.038 8	0.995 5	0.963 1	1.017 5	1.013 4
10	辽宁	1.061 9	0.976 9	0.950 9	1.022 1	1.008 3
11	陕西	1.029 8	0.999 8	0.977 0	1.001 9	1.007 8
12	吉林	1.035 5	1.000 1	0.970 5	1.002 1	1.007 3
13	甘肃	0.991 2	1.000 3	1.010 0	1.004 9	1.006 3
14	海南	1.015 3	1.004 4	0.970 0	1.015 9	1.005 0
15	江苏	0.994 8	0.989 1	1.009 8	1.007 9	1.001 5
16	青海	1.027 4	1.002 6	0.940 6	1.031 5	0.999 4
17	广东	1.000 0	1.000 0	1.039 1	0.958 3	0.995 8
18	山东	1.000 0	0.994 4	1.081 6	0.925 8	0.995 7
19	黑龙江	1.049 7	1.007 6	0.958 5	0.981 4	0.995 0
20	湖南	1.062 6	0.996 7	0.948 7	0.990 9	0.995 0
21	浙江	1.011 2	0.999 3	0.981 4	1.002 5	0.994 1
22	安徽	1.014 0	0.991 7	0.966 9	1.010 6	0.982 6
23	河北	0.990 6	0.989 8	0.990 7	1.009 1	0.980 2

续表

排序	省份	PEC	SEC	PTC	STC	MI
24	广西	1.000 0	1.000 0	0.975 1	0.992 6	0.967 9
25	西藏	1.000 0	0.934 7	0.995 9	1.039 9	0.967 9
26	山西	0.994 5	0.997 3	0.974 7	1.000 7	0.967 3
27	福建	0.970 4	1.002 1	0.985 8	1.000 0	0.958 6
28	贵州	1.000 0	1.000 0	0.947 4	1.001 8	0.949 2
29	四川	1.000 0	0.970 2	0.971 5	1.004 2	0.946 5
30	重庆	0.948 4	1.008 8	0.988 3	0.994 5	0.940 3
31	江西	0.984 5	0.996 6	0.946 9	1.004 7	0.933 5

图 5-3 根据表 5-8 绘制,省份以全要素生产率变化大小排序,可以看出纯技术效率变化和规模技术变化是影响全要素生产率变化的主要因素。因为纯技术效率变化曲线的趋势、规模技术变化曲线的趋势与全要素生产率变化曲线的趋势基本一致,而且在其上方或重合。纯规模效率变化曲线较平稳,波动很小,说明各省之间的纯规模效率变化差异小。纯技术变化(PTC)曲线和规模技术变化(STC)曲线波动明显,说明各省之间的纯技术变化和规模技术变化差异明显,上海、河南、广东、山东的纯技术变化明显高于其他省份,河南、山东的规模技术变化明显低于其他省份。

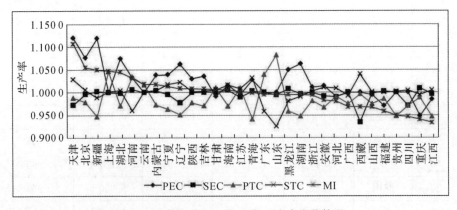

图 5-3 各省 2009—2010 年生产率变化情况

2)2010—2011 年各省生产率变化情况

将 2010—2011 年各省的生产率变化指标结果,根据全要素生产率变化从大到小排序,结果见表 5 - 9。2010—2011 年,有 20 个省份全要素生产率提高,排在前五位的省份是天津、北京、浙江、新疆、湖南;11 个省份全要素生产率降低,排在最后五位的省份是陕西、福建、黑龙江、广西、贵州。有 30 个省份的纯技术效率变化(PEC)大于 1,有 18 个省份规模效率变化(SEC)大于 1,有 16 个省份的纯技术变化(PTC)大于 1,有 13 个省份的规模技术变化(STC)大于 1,可见2010—2011 年各省全要素生产率的增加主要是纯技术效率变化促进的。

表 5 - 9　各省 2010—2011 年生产率变化情况

排序	省份	PEC	SEC	PTC	STC	MI
1	天津	1.049 7	1.005 2	1.028 3	0.993 3	1.129 0
2	北京	1.039 6	1.005 1	1.050 6	0.995 9	1.081 9
3	浙江	1.005 1	1.008 9	1.051 0	0.993 1	1.068 0
4	新疆	1.062 9	1.001 0	0.982 3	0.988 1	1.052 8
5	湖南	1.026 8	0.985 5	0.984 0	1.005 7	1.047 7
6	江西	1.000 0	1.003 4	1.021 5	0.999 9	1.040 5
7	吉林	1.040 1	1.000 7	1.001 2	1.001 0	1.039 9
8	湖北	1.039 5	1.002 5	0.989 2	1.020 1	1.037 3
9	辽宁	1.053 7	0.995 9	0.991 7	1.002 2	1.037 1
10	山西	1.032 0	1.002 0	1.012 7	0.995 5	1.034 2
11	上海	1.000 0	1.000 0	1.026 2	1.000 2	1.026 4
12	河北	1.019 0	0.998 9	0.998 2	0.994 2	1.024 3
13	青海	1.009 3	0.977 1	0.961 8	1.056 2	1.024 2
14	河南	1.009 8	1.023 0	1.031 4	0.962 2	1.023 9
15	安徽	1.028 1	0.995 5	0.994 1	0.998 1	1.013 9
16	甘肃	1.013 2	1.001 2	0.993 1	0.999 5	1.010 1
17	山东	1.000 0	1.012 0	1.070 1	0.928 6	1.005 6
18	江苏	1.004 2	0.997 4	1.005 5	0.992 8	1.003 5
19	海南	1.013 1	0.993 9	0.967 3	1.023 7	1.003 5
20	宁夏	1.017 9	1.003 6	0.978 7	1.025 1	1.000 5
21	重庆	1.005 8	1.000 0	0.987 1	1.003 1	0.998 8
22	广东	1.000 0	1.000 0	1.033 8	0.964 4	0.997 0

续 表

排序	省份	PEC	SEC	PTC	STC	MI
23	西藏	1.000 0	0.982 1	0.975 0	1.036 3	0.992 3
24	内蒙古	1.012 0	0.996 8	1.001 8	1.006 9	0.986 7
25	云南	1.000 0	1.000 0	0.988 6	0.995 9	0.984 6
26	四川	1.000 0	0.992 8	1.012 2	0.978 7	0.983 6
27	陕西	1.018 2	0.996 2	1.014 6	1.001 1	0.983 2
28	福建	0.976 6	1.004 0	1.006 3	0.998 3	0.976 0
29	黑龙江	1.029 3	0.996 0	1.008 4	0.998 8	0.964 2
30	广西	1.000 0	0.986 8	0.989 1	1.007 5	0.961 7
31	贵州	1.000 0	1.000 0	0.966 9	0.990 9	0.958 1

图 5-4 根据表 5-9 绘制,省份以全要素生产率变化大小排序,可以看出纯技术效率变化是影响全要素生产率变化的主要因素。因为纯技术效率变化曲线的趋势与全要素生产率变化曲线的趋势基本一致,而且在其上方或重合。纯规模效率变化曲线较平稳,波动很小,说明各省之间的纯规模效率变化差异小。纯技术变化(PTC)曲线和规模技术变化(STC)曲线波动明显,说明各省之间的纯技术变化和规模技术变化差异明显,北京、浙江、山东、广东的纯技术变化明显高于其他省份,河南、山东、广东的规模技术变化明显低于其他省份。

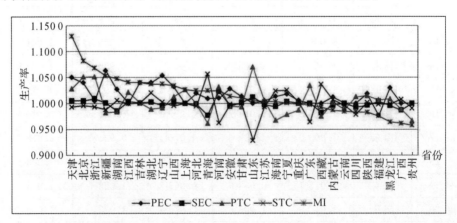

图 5-4 各省 2010—2011 年生产率变化情况

3)2011—2012 年各省生产率变化情况

将 2011—2012 年各省的生产效率变化指标结果,根据全要素生产率变化从大到小排序,结果见表 5 - 10。2011—2012 年,有 30 个省份全要素生产率提高,排在前五位的省份是西藏、辽宁、北京、河北和甘肃;1 个省份(江苏)全要素生产率降低,排在最后五位的省份是内蒙古、福建、上海、江西、江苏。有 25 个省份的纯技术效率变化(PEC)大于 1,有 27 个省份规模效率变化(SEC)大于 1,有 30 个省份的纯技术变化(PTC)大于 1,有 5 个省份的规模技术变化(STC)大于 1,可见 2011—2012 年各省全要素生产率的增加主要是纯技术效率变化、规模效率变化和纯技术变化促进的。

表 5 - 10 各省 2011—2012 年生产率变化情况

排序	省份	PEC	SEC	PTC	STC	MI
1	西藏	1.000 0	1.083 2	1.072 4	0.945 6	1.098 5
2	辽宁	1.037 3	1.025 2	1.051 3	0.970 6	1.085 1
3	北京	1.066 5	1.006 6	1.013 4	0.995 9	1.083 6
4	湖北	1.043 5	1.013 6	1.044 6	0.975 6	1.077 9
5	甘肃	1.038 2	1.004 0	1.033 1	1.000 4	1.077 3
6	安徽	1.043 1	1.009 4	1.039 1	0.983 6	1.076 1
7	贵州	1.000 0	1.000 0	1.089 5	0.986 5	1.074 7
8	陕西	1.071 4	1.002 8	1.030 1	0.969 3	1.073 3
9	新疆	1.016 9	1.001 6	1.058 0	0.994 1	1.071 3
10	山西	1.063 1	0.999 9	1.009 2	0.996 0	1.068 4
11	吉林	1.051 5	0.998 5	1.012 6	1.002 8	1.066 2
12	黑龙江	1.031 1	1.016 9	1.049 7	0.967 5	1.064 9
13	宁夏	1.017 2	1.023 1	1.031 9	0.985 3	1.058 1
14	河北	1.017 3	1.005 0	1.044 3	0.988 5	1.055 6
15	湖南	0.998 0	1.010 3	1.078 6	0.967 3	1.052 5
16	广西	1.022 5	1.013 4	1.045 3	0.968 7	1.049 3
17	青海	0.991 7	1.044 8	1.044 5	0.965 7	1.045 0
18	云南	1.000 0	1.000 0	1.053 8	0.990 2	1.043 9
19	四川	1.000 0	1.010 7	1.122 0	0.916 2	1.039 0
20	重庆	1.006 1	1.002 0	1.024 8	1.003 0	1.036 2

续 表

排序	省份	PEC	SEC	PTC	STC	MI
21	天津	0.997 4	1.019 1	1.031 0	0.988 8	1.036 1
22	山东	1.000 0	0.998 7	1.134 8	0.908 1	1.029 1
23	广东	1.000 0	1.000 0	1.058 4	0.962 9	1.019 2
24	河南	0.984 8	1.004 1	1.085 1	0.949 5	1.018 8
25	海南	0.964 4	1.038 7	1.041 3	0.974 0	1.015 9
26	浙江	1.000 0	1.000 0	1.015 6	0.999 4	1.015 0
27	内蒙古	1.009 8	1.006 8	0.997 5	1.000 3	1.014 4
28	福建	1.009 6	0.998 3	1.000 5	1.005 1	1.013 5
29	上海	1.000 0	1.000 0	1.009 6	0.999 8	1.008 5
30	江西	1.000 0	1.000 0	1.022 4	0.981 4	1.003 4
31	江苏	0.960 5	1.001 2	1.041 2	0.991 6	0.992 8

图 5-5 根据表 5-10 绘制，省份以全要素生产率变化大小排序，可以看出纯技术效率变化、规模效率变化、纯技术变化是影响全要素生产率变化的主要因素。因为纯技术效率变化曲线、规模效率变化曲线和纯技术变化曲线都在 1 水平线以上，同时它们与全要素生产率变化曲线的趋势相似。纯规模效率变化曲线与之前两个时期不同，开始有所波动，西藏、青海、海南明显高于其他省份，说明各省之间的纯规模效率变化开始呈现差异。纯技术变化（PTC）曲线和规模技术变化（STC）曲线波动明显，说明各省之间的纯技术变化和规模技术变化差异明显，西藏、湖南、四川、山东、河南的纯技术变化明显高于其他省份，西藏、四川、山东的规模技术变化明显低于其他省份。

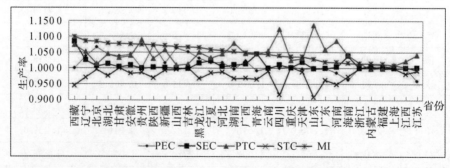

图 5-5 各省 2011—2012 年生产率变化情况

4)2012—2013 年各省生产效率变化情况

将 2012—2013 年各省的生产效率变化指标结果,根据全要素生产率变化从大到小排序,结果见表 5 - 11。2012—2013 年,有 16 个省份全要素生产率提高,排在前五位的省份是北京、黑龙江、广西、海南、山西;15 个省份全要素生产率降低,排在最后五位的省份是河南、四川、山东、云南、福建。有 25 个省份的纯技术效率变化(PEC)大于等于 1,有 15 个省份的规模效率变化(SEC)大于等于 1,有 8 个省份的纯技术变化(PTC)大于 1,有 17 个省份的规模技术变化(STC)大于 1,可见 2012—2013 年各省全要素生产率的增加主要是纯技术效率变化促进的。

表 5 - 11   各省 2012—2013 年生产率变化情况

排序	省份	PEC	SEC	PTC	STC	MI
1	北京	1.084 5	1.006 0	0.979 1	0.995 8	1.063 7
2	黑龙江	1.038 7	1.016 6	1.029 8	0.972 7	1.057 8
3	广西	1.000 0	1.000 0	1.051 9	0.990 4	1.041 8
4	海南	1.055 1	0.958 3	0.959 5	1.053 9	1.022 4
5	山西	1.026 1	0.999 2	0.994 3	1.001 6	1.021 1
6	天津	1.036 8	0.981 3	0.972 8	1.028 5	1.017 9
7	吉林	1.033 2	0.999 7	0.981 9	1.001 0	1.015 2
8	江苏	1.040 8	1.005 7	0.980 0	0.988 8	1.014 4
9	辽宁	1.047 2	0.991 4	0.975 2	1.001 9	1.014 4
10	内蒙古	1.005 1	0.999 9	1.003 1	1.002 6	1.010 7
11	湖南	1.002 0	1.013 2	1.016 3	0.977 0	1.008 0
12	重庆	1.046 4	0.999 0	0.959 1	1.004 0	1.006 6
13	河北	1.042 3	1.003 0	0.969 7	0.992 5	1.006 2
14	安徽	1.036 4	0.997 1	0.973 3	1.000 3	1.006 1
15	上海	1.000 0	1.000 0	1.002 5	1.000 3	1.002 7
16	甘肃	1.056 9	0.998 5	0.948 4	1.000 7	1.001 9
17	广东	1.000 0	1.000 0	1.028 6	0.969 2	0.996 9
18	湖北	1.025 8	0.990 8	0.975 1	1.003 1	0.994 2
19	陕西	0.958 3	1.002 3	1.046 5	0.989 2	0.994 1

续 表

排序	省份	PEC	SEC	PTC	STC	MI
20	宁夏	0.997 1	1.002 8	0.975 1	1.017 3	0.991 8
21	新疆	0.997 1	0.993 8	0.989 9	1.007 8	0.988 7
22	江西	1.000 0	1.000 0	0.990 2	0.997 5	0.987 8
23	浙江	1.000 0	1.000 0	0.980 1	1.000 2	0.980 3
24	西藏	1.000 0	0.983 7	0.946 0	1.036 8	0.964 8
25	贵州	1.000 0	1.000 0	0.977 0	0.981 1	0.958 6
26	青海	0.974 4	0.984 8	0.954 7	1.044 5	0.957 0
27	河南	0.989 1	0.998 8	0.993 5	0.972 7	0.954 8
28	四川	1.000 0	0.981 0	0.997 7	0.967 6	0.947 1
29	山东	1.000 0	0.962 9	1.018 5	0.956 5	0.938 0
30	云南	1.000 0	1.000 0	0.935 0	0.998 5	0.933 5
31	福建	0.931 9	1.000 1	0.999 5	1.001 9	0.933 4

图 5-6 根据表 5-11 绘制,省份以全要素生产率变化大小排序,可以看出纯技术效率变化是影响全要素生产率变化的主要因素,因为纯技术效率变化曲线的趋势与全要素生产率变化曲线的趋势相似,并且几乎在其上方。纯规模效率变化曲线在前面部分和后面部分出现波动,中间部分平稳,海南、山东明显低于其他省份。纯技术变化(PTC)曲线和规模技术变化(STC)曲线波动明显,说明各省之间的纯技术变化和规模技术变化差异明显,广西、广东、陕西、山东的纯技术变化明显高于其他省份,海南、西藏、青海的规模技术变化明显高于其他省份。

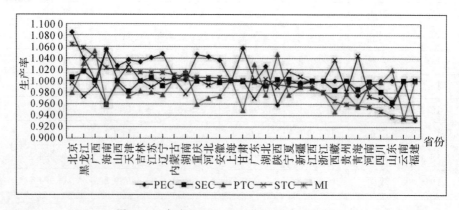

图 5-6 各省 2012—2013 年生产率变化情况

5)2013—2014 年各省生产率变化情况

将 2013—2014 年各省的生产率变化指标结果,根据全要素生产率变化从大
到小排序,结果见表 5-12。2013—2014 年,有 14 个省份全要素生产率提高,排
在前五位的省份是辽宁、天津、上海、吉林、西藏;17 个省份全要素生产率降低,
排在最后五位的省份是江西、湖南、甘肃、广西、贵州。有 29 个省份的纯技术效率
变化(PEC)大于等于 1,有 21 个省份的规模效率变化(SEC)大于等于 1,有 7 个省
份的纯技术变化(PTC)大于 1,有 18 个省份的规模技术变化(STC)大于 1,由于纯
技术效率变化和规模效率变化出现多个省份都是 1,所以 2012—2013 年各省全要
素生产率的增加主要是纯技术效率变化和规模技术变化促进的。

表 5-12　各省 2013—2014 年生产率变化情况

排序	省份	PEC	SEC	PTC	STC	MI
1	辽宁	1.074 9	1.001 4	0.974 9	0.998 3	1.047 6
2	天津	1.000 6	1.006 1	1.036 0	1.000 7	1.043 7
3	上海	1.000 0	1.000 0	1.033 1	0.999 6	1.032 7
4	吉林	1.043 7	1.000 1	0.981 8	1.000 8	1.025 6
5	西藏	1.000 0	1.008 9	0.994 5	1.021 1	1.024 5
6	山东	1.000 0	1.029 4	1.053 2	0.942 5	1.021 8
7	山西	1.053 9	0.999 5	0.965 0	1.001 5	1.018 1
8	河南	1.035 5	0.989 9	1.009 6	0.981 3	1.015 5
9	新疆	1.103 9	0.999 3	0.914 8	1.002 5	1.011 6
10	江苏	1.018 8	0.985 9	0.991 3	1.009 7	1.005 4
11	陕西	1.065 3	1.000 4	0.950 9	0.992 1	1.005 4
12	宁夏	1.044 0	0.988 4	0.956 0	1.018 2	1.004 5
13	湖北	1.029 6	0.991 5	0.981 5	1.002 0	1.004 0
14	浙江	1.000 0	1.000 0	0.997 5	1.002 7	1.000 2
15	河北	1.013 0	0.990 7	0.990 8	1.005 5	0.999 8
16	安徽	1.020 6	0.992 7	0.982 4	1.000 5	0.995 7
17	黑龙江	1.069 0	1.004 2	0.938 2	0.988 2	0.995 3
18	海南	1.013 1	1.012 5	0.968 0	1.001 1	0.994 0
19	北京	0.948 0	1.010 1	1.040 2	0.992 3	0.988 5

续 表

排序	省份	PEC	SEC	PTC	STC	MI
20	内蒙古	1.026 4	0.999 6	0.960 5	1.003 0	0.988 5
21	广东	1.000 0	1.000 0	1.012 5	0.971 4	0.983 6
22	云南	1.000 0	1.000 0	0.982 0	0.997 2	0.979 3
23	青海	1.022 5	1.016 8	0.923 2	1.018 5	0.977 6
24	福建	1.005 4	0.998 7	0.970 7	1.002 3	0.976 8
25	四川	1.000 0	1.000 7	1.006 8	0.968 8	0.976 1
26	重庆	1.021 7	1.000 8	0.950 2	1.002 9	0.974 4
27	江西	1.000 0	1.000 0	0.965 5	1.000 6	0.966 0
28	湖南	1.000 0	1.059 1	0.989 0	0.917 2	0.960 7
29	甘肃	0.966 1	1.000 3	0.988 6	1.001 0	0.956 3
30	广西	1.000 0	1.000 0	0.954 8	0.987 7	0.943 1
31	贵州	1.000 0	1.000 0	0.907 5	0.997 4	0.905 1

图 5-7 根据表 5-12 绘制，省份以全要素生产率变化大小排序，可以看出纯技术效率变化和规模技术变化是影响全要素生产率变化的主要因素，因为纯技术效率变化、规模技术变化曲线的趋势与全要素生产率变化曲线的趋势相似，并且几乎在其上方。纯规模效率变化曲线平稳，各省之间差异不明显。纯技术变化（PTC）曲线和规模技术变化（STC）曲线波动明显，说明各省之间的纯技术变化曲线和规模技术变化差异明显，辽宁、新疆、黑龙江、青海和贵州的纯技术变化明显低于于其他省份，山东、海南的规模技术变化明显低于其他省份。

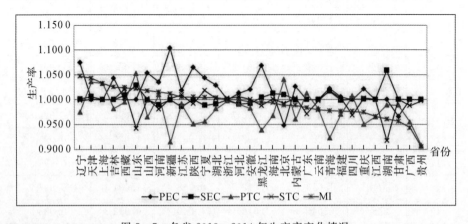

图 5-7 各省 2013—2014 年生产率变化情况

(3)2009—2014 年全国平均全要素生产率分析

对每个时期各省的生产效率变化计算几何平均值并计算差异系数,衡量全国卫生资源生产效率变情况,结果见表 5－13。从每个时期看各省平均全要素生产率变化,只有 2010—2011 年、2011—2012 年两个时期各省平均全要素生产率是提高的,其他两个时期都是下降的,2013—2014 年的平均全要素生产率下降幅度最大;根据全要素生产率变化变异系数可知,2011—2012 年和 2013—2014 年两个时期各省之间全要素生产率变化差异相对于其他时期较小。每个时期的平均纯技术效率变化都大于 1,说明平均纯技术效率在逐年提高,根据纯技术效率变化变异系数可知,2010—2011 年和 2011—2012 年两个时期各省之间纯技术效率变化差异相对于其他时期较小。2011—2012 年和 2013—2014 年两个时期平均规模效率变化大于 1,每个时期的变异系数相对较小,说明各省之间规模效率变化差异较小。2010—2011 年和 2011—2012 年两个时期的平均纯技术变化大于 1,每个时期的变异系数相对较大,说明每个时期各省之间纯技术变化差异较大。2009—2010 年的平均规模技术变化大于 1,每个时期的变异系数相对较大且各期变异系数相近,说明每个时期各省之间纯技术变化差异较大,但差异稳定。

表 5－13　全国 2009—2014 年各时期平均生产率变化情况

项目	2009—2010 年	2010—2011 年	2011—2012 年	2012—2013 年	2013—2014 年
PEC	1.021 2	1.016 1	1.013 9	1.013 3	1.018 1
PEC 的 CV	0.037 9	0.019 0	0.026 4	0.030 3	0.030 7
SEC	0.994 6	0.998 9	1.010 8	0.995 7	1.002 7
SEC 的 CV	0.014 2	0.008 5	0.017 2	0.012 1	0.013 2
PTC	0.983 2	1.003 6	1.044 2	0.986 8	0.979 1
PTC 的 CV	0.032 8	0.025 5	0.030 4	0.028 1	0.035 3
STC	1.000 2	0.998 4	0.978 2	0.998 4	0.994 3
STC 的 CV	0.021 5	0.021 9	0.023 9	0.021 3	0.020 7
MI	0.998 9	1.015 2	1.046 8	0.994 0	0.993 8
MI 的 CV	0.036 9	0.036 0	0.026 7	0.033 1	0.029 6

5.4 卫生资源配置效率变动趋势综合分析

通过对关键卫生资源要素生产效率一般分析可知,我国卫生资源利用效率逐渐开始提高,门诊服务逐渐增加,住院服务增长较慢,政府应引导居民重视健康,注重小病的治疗。同时2009年后我国大力建设基层医疗机构,着重基本公共卫生服务水平和质量的提升,开始逐渐扭转我国重医疗轻预防的局面。而且政府从全国范围进行基层医疗机构和基本公共卫生服务的标准化建设,这是提高卫生资源利用效率的措施。此外,我国卫生资源在有些省份存在浪费,有些省份存在短缺的情况,应该从全国范围,通过宏观政策调整卫生资源存量,但是对于住院服务资源来说,存在过剩的情况,应该向公共卫生服务、康复服务方面转化。

通过超效率模型评价各省2009—2014年卫生资源配置生产效率,发现虽然全国平均综合效率总趋势上升,但效率水平不高,综合效率的提高主要是技术效率提高带来的,规模效率虽然整体平稳但有下降的趋势。通过对各省规模收益状态分析,发现2014年有22个省份处于规模收益递减阶段,与规模效率趋势一致。根据模型可以得出以下结论:卫生资源配置效率不高,卫生资源生产还有一定的提升空间,其主要的提升方法是通过提高技术效率从而提高卫生资源配置效率。

通过Malmquist相邻前沿交叉参比模型进一步分析发现,卫生资源全要素生产率提高主要是由于纯技术效率提高而提高的,此外纯技术变化也为生产率提高起到一定的作用。根据超效率模型中规模效率的变动趋势以及Malmquist相邻前沿交叉参比模型中规模效率变化和规模技术变化,发现规模效率是我国卫生资源全要素生产率提高的瓶颈。通过积极利用规模技术创新,提高规模效率,可以有效改善全要素生产率,提高卫生资源配置效率。

第6章 卫生资源配置公平与效率均衡分析

6.1 卫生资源配置公平与效率均衡的必然性

卫生资源配置公平与效率的均衡不仅是可能的,而且是必要的,所以具有必然性。卫生资源配置公平与效率的均衡是有可能的,因为公平与效率的关系在本质上是一致的。公平与效率的均衡之所以必要,因为在现实中两者往往是矛盾的,而处理不好两者的矛盾,会导致既无公平又无效率的结果。因此,人们在卫生资源配置过程中总是追求公平与效率的最佳结合,探索达到最佳结合的路径。

6.1.1 卫生资源配置公平与效率均衡的可能性

(1)卫生资源配置公平与效率的起点和目的相同

人们为了满足健康的需要,需要利用卫生服务、消耗卫生资源。然而健康既是一种消费品,又是一种投资品,所以健康对每个人都是非常重要的,进而对生产健康的卫生服务产生偏好。为了维持人们的健康状况,卫生服务成为必需品。满足这些卫生服务需求则是产生卫生经济活动的根本原因。一般认为人们对健康的需求是无限的,当人们满足了基本的健康维持后,会产生其他的健康需求;同时随着社会的发展,影响健康的危险因素增多,也会带来健康需求的增加。总之,人们对健康非常重视,总是追求更多更好的卫生服务。

然而,基本的经济问题是:满足卫生服务需求的卫生资源总是有限的、稀缺的。稀缺性要求每个社会做出选择,如何使卫生资源得到"最优"利用。经济学通常把资源的最优利用界定为最大限度地满足人类需要和欲望的利用。在卫生领域的最大化目标是健康产出最大。从这个目标来看,判断卫生系统的运行状况如何,首先就是确定卫生体系如何有效地把可利用的有限的卫生资源转化成卫生服务产品。资源的供给和可利用的技术水平,决定了可以生产出来的卫生服务产品的数量和质量,生产效率越高产品越多,稀缺性矛盾相对越好解决,没有效率就没有公平的物质基础。但是卫生服务产品应该依据什么原则分配呢,卫生服务产品公平分配也是一个重要的问题。稀缺性越突出、涉及面越广泛,公平与效率的矛盾就越尖锐。比如,在卫生领域中,优质的卫生资源,如著名专家、高级别医院等,公众要求获得的机会公平。

稀缺性一方面是物质(资源和技术)约束的问题,另一方面也是公共选择问题。物质约束的本质是"最优"即效率问题,公共选择的本质是公平分配问题。总之,卫生资源配置公平和效率的共同起点都是稀缺性,最终目的都是为了改善人们的健康状况。

(2)卫生资源配置公平与效率必然相互适应

卫生资源配置公平与效率在起点和终点的一致性,是一种静态意义的分析。在动态意义上,它们也是一致的,表现为两者必然要相互适应。卫生资源配置公平与效率的相互适应,不是时间和空间上的同步,只是两者的发展趋势是一致的。人类社会发展的推进,表现为效率的提高和公平程度的提高。效率越来越高,公平越来越深入,覆盖面也越来越广,这就是社会的发展。而人类健康则是社会发展的基础和目标,那么卫生资源配置公平与效率的改善必定是社会发展和进步的重要内容。

卫生资源配置效率提高的情况,即使分配在数量上表现为不公平,但在实质上,相对效率低下时的平均分配,卫生服务利用最少的仍比以前卫生服务利用最多的要多,这本身就意味着数量意义上的结果公平程度的提高。只有卫生资源配置效率提高才能改善卫生资源配置公平分配的条件,公平问题才能通过效率的提高有效解决。

但是,不能把卫生资源配置公平与效率在发展方向上的一致性理解为同步性,效率的提高与公平的增长并不同步,两者在发展方向上却始终是一致的。当效率开始提高时,由于原有的公平观念及其标准尚未被新的公平观念及其标准所取代,所以效率提高的好处必然流入少数人的手中。公平对效率的"滞后"状况不会持续太久,因为不公平到了一定程度,不满情绪的增长必然迫使政府解决,让大多数人也分享到效率提高的好处。尽管从短期来看,公平的增长"滞后"于效率的提高,但从一个较长时期来看,公平与效率总的发展趋势在本质上是一致的,是相互适应的。所以,公平与效率的关系在本质上是一致的,公平与效率的均衡是可能的。

6.1.2 卫生资源配置公平与效率均衡的必要性

首先,卫生资源配置的机会公平与效率有一定冲突。健康是人的一项基本权利,无论性别、年龄、种族、居住地、职业、收入,每个人都有权利公平地获取和利用维持和促进健康的卫生资源和卫生服务。为了改善机会公平,卫生资源在配置过程中需要考虑人口因素和面积因素,在机会公平程度相同的情况下,人口密度低的区域由于卫生资源配置效率的降低最终会导致机会公平质量的下降。原因有两个方面,一方面人口密度低的区域卫生服务产品需求总量较少,卫生服务产品供给缺乏规模效益,卫生资源配置规模效率就会降低。另一方面由于卫生服务供给具有很强的实践性,需求总量少,供给量少,不利于卫生技术人员能力的提升,甚至会出现下降;同时由于效率低,人员激励水平低,无法吸引高技术水平的卫生技术人员。另外机会公平的内涵还包括相同的卫生服务需求应该有平等获得相同卫生服务产品的权利,但是对于那些复杂的、高资源消耗的卫生服务产品的生产必须具有一定的生产效率,对于人口密度低的区域,这类卫生资源的机会公平只能比人口密度高的区域要低,不过可以通过交通的发展和其他辅助措施改善。

其次,卫生资源配置利用公平与效率有一定冲突。卫生资源的稀缺性使人们必须做出选择,卫生资源配置是倾向于年轻人还是老年人,是倾向于疑难杂症还是一般性疾病和预防保健。当倾向于年轻人、一般性疾病和预防保健时,卫生资源配置效率将会提高,但是从利用的公平来说,对老年人和重病患者又不公平;如果更多注重卫生服务利用的公平,又会降低卫生资源配置效率。

最后,卫生资源配置利用结果公平与效率有一定冲突。卫生服务是健康生产的主要要素,但不是唯一要素。不同的遗传因素、不同的文化传统、不同的生活方式、不同生活环境都是健康的影响因素。实现相同健康结果水平,需要投入的生产要素结构和数量不一定相同,那么卫生资源配置的效率也不相同。

卫生资源配置公平与效率的现实冲突说明,如果不能解决上述矛盾,公平和效率的一致性就不能体现。因此,解决上述现实冲突是必要的。

6.2 卫生资源配置公平与效率均衡路径的一般性分析

要寻找并确立卫生资源配置公平与效率均衡的路径,首先要分析一个时期卫生资源配置公平与效率结合的具体状态与均衡状态之间发生偏离的机制是什么,其次是公平与效率均衡的特征性标志,两者结合才能寻找到最佳均衡路径。

6.2.1 偏离机制分析

(1)卫生资源配置效率影响因素的结构分析

首先,影响卫生资源配置效率的因素是投入资源结构的合理性。一方面各类卫生资源之间是有比例关系的,资源的生产率可以认为是相互依赖的,一种资源的生产率一定要在其他资源可利用的条件下衡量,比如医生的生产率一定是在护士与其他卫生技术人员和卫生设备的共同作用下才能衡量。所以各类资源投入的结构不合理也会降低生产率。另一方面是不同资源的特点不同，只有投入到适合自身特点的生产中，资源才可能发挥最大的作用，实现最大生产率。

其次，影响卫生资源配置效率的因素是人力资本。人力资本是对卫生人力资源的培训与学习方面的投资。增加卫生人员的在岗培训对生产效率有积极的影响，可以从两种情况分析：一种是在岗培训或专业培训，对于开展自身工作产生积极帮助；另一种是非专业内容培训，可以是某项新制度的培训，为制度的实施清除障碍，降低实施机会成本，也可以是专业工作的辅助技术，比如信息技术，可以间接提高生产效率。

影响卫生资源配置效率的因素还有技术。技术是用于生产的手段和方法，包括设备工具、组织形式变化及管理方式的创新。目前卫生领域除了卫生技术影响生产效率，信息技术也逐渐成为卫生事业发展的新动力。信息技术在卫生领域的应用与实践可以称之为卫生信息化建设。

最后，制度也是影响卫生资源配置效率的重要因素。制度经济学认为制度加上技术，决定了构成总成本的交易及生产成本，由于制度与技术之间的密切关联，所以市场的效率直接取决于制度的架构[117]。我国目前卫生制度强调政府责任，要求公立医疗机构体现公益性，重视卫生服务公平性，对于卫生资源配置效率有一定的负面影响。

（2）卫生资源配置公平影响因素的结构分析

物质因素、情感内容和受其他人选择的影响是一个人的机会选择集合。物质因素是指实现机会的物质手段，如技术、财富、资本等，当物质手段缺乏时，选择的机会是不可能的。例如，虽然每个人都有权利获得必需卫生服务产品维持健康，但是他无法到达卫生机构，那么他也无法真正实施选择的机会。情感内容是指社会价值观念、习俗和法律中被予以制度化的偏好。例如，虽然人们生了小病，但是人们更倾向于利用高级别的卫生资源。其中一个基本原因就和偏好有关。受其他人选择的影响是指一个人的机会要受制于其他人的机会。例如，当一个人生病时，他可以选择西医治疗方式也可以选择中医治疗方式，但是如果他所居住区域的人们更倾向于西医，那么他选择中医治疗方式的成本会增加。这时，某人的机会集合就被减少了。可见，"受其他人选择的影响"在本质上是选择权之间的关系，也就是制度安排问题。在这个意义上，机会公平也就取决于制度的设计。因此，机会集合是物质、偏好和制度的函数。在机会集合函数的物质、偏好和制度三个变量中，制度是影响机会公平最基本的变量，因为人与物质手段的关系是由制度直接具体规定的，偏好在经济学上也主要指被予以制度化的偏好。

(3)影响卫生资源公平与效率均衡的联合因素

1)公共产品

卫生服务产品中有一些产品属于公共产品[①],比如健康教育、消灭某些可能传播疾病的蚊虫、公共场所的卫生消毒等。按照市场失灵理论,公共产品是造成卫生服务市场失灵的一个原因,市场的失灵就是指效率的降低和社会福利的损失。卫生服务产品中的公共产品或准公共产品对于每个人的健康维持和促进都是非常必要的,每个人能公平地利用公共产品,有利于健康公平。而且具有公共产品属性的卫生服务产品大部分属于预防保健的内容,能有效提高卫生资源的利用效率。因此,公共产品既可以促进卫生资源配置公平与效率的均衡,也可能会破坏卫生资源配置公平与效率的均衡。

2)外部性

卫生服务产品中有一部分产品具有外部性[②],比如疫苗服务,接受疫苗服务的人不仅自身感染相关疾病的风险降低,而且周围的人也会因为他的这种行为,降低被传染的风险。每个人能公平地利用这类产品,有利于健康公平,同时这种外部性提高了资源利用效率。因此,外部性既可以促进卫生资源配置公平与效率的均衡,也可能会破坏卫生资源配置公平与效率的均衡。

3)社会选择

公平与效率之间的均衡是指追求效率优化的同时每个人都和别人一样好。这里隐含了个人偏好与社会偏好是一致的,但是,现实世界中往往是不一致的。社会整体偏好能否从个人偏好中得出,如何得出,这是社会选择理论研究的基本问题。伯格森-萨缪尔森的社会服务函数,通过将个人偏好加总成社会的偏好,求出社会福利函数的最优点。阿罗否定了伯格森-萨缪尔森的观点,提出了阿罗不可能定理,这一定理意味着许多问题无法将个人偏好一致地表达为社会整体偏好,不存在社会共同利益的社会函数。社会选择理论证明,价值判断是否一致及适当的公共决策机制对公平和效率均衡有着重要影响。

4)信息

完全信息才可能实现卫生资源配置公平与效率及其二者的均衡。帕累托最优是在一般均衡的基础上做出的,其基本假设条件之一就是完全信息。信息经

---

① 具有效用的不可分性、消费的非竞争性和受益的非排他性的产品。效用的不可分性:向社会同时提供的,具有共同受益或消费的特点;消费的非竞争性:同一产品可供所有的人同时消费,任何人对这种产品的消费不会导致其他人消费的减少;受益的非排他性:指一个公共产品一旦被提供了,便会有众多的受益者,大家将共同消费这一产品,不可能将其中的任何人排除在外。

② 外部性:指一部分人对某种产品的消费可以对不消费这种产品的人发生间接的作用。

济学认为社会根本性问题不是资源的最优配置,而是如何有效利用社会的经济信息,因为资源配置的效率依赖于决策者掌握的信息的完备程度和准确性。但是在现实中,信息总是不完全的,原因在于获取信息、分析信息是要花费时间和成本的,即成本约束。

6.2.2　卫生资源配置公平与效率均衡的特征

(1)社会心理承受能力是均衡的边界

虽然边际收益等于边际成本是经济学中分析均衡的基本原则,卫生资源配置公平与效率均衡,可以用边际社会成本和边际社会收益分析,但是卫生服务产品中的某些产品具有外部性或者是公共产品,而在衡量成本与收益时受到社会心理偏好的影响。成本可以划分为显性成本和隐性成本,收益分为显性收益和隐性收益,在衡量隐性成本和隐性收益时,往往受社会心理偏好决定。

(2)公平与效率在必然性的基础上分别均衡

在资源稀缺的前提下,由于公平标准多样性、人们偏好多样性以及不对称信息的存在,卫生资源配置的公平性不能在所有场合下与效率结合在一起,公平与效率均衡的必然性通过分别均衡方式实现。比如商业医疗保险不同的健康风险水平的人购买的价格都不同,风险高的价格高,风险低的价格低。如果收取同样的价格会导致买保险的人都是健康风险高的人,医疗保险机构效率降低。在不同的健康风险保险市场,通过不同的医疗保险需求曲线实现分别的均衡。

(3)均衡的合理区间受资源的约束

公平与效率的均衡是一个区间,在这个区间内,配置公平的要求基本满足,配置效率可以保持在较高水平。这是因为配置效率往往比较容易计算,而配置公平一方面用数量方法计算时往往难以做到全面,另一方面是公平的理解有一定的主观性。公平只能是一个范围,所以效率与公平的均衡也只能是一个区间。这一区间还必须受到资源的约束,卫生资源相对于人们的卫生服务需求是稀缺的,实现公平与效率的均衡总是在一定的资源数量的前提下实现的。

(4)均衡落脚点:机会公平

健康作为一项基本人权,每个人都有获得卫生服务维持健康的权利,最终实现健康公平。从利用公平到结果公平必须要由卫生资源配置机会公平来保证。在卫生资源配置公平的结构中,机会公平是利用公平、结果公平的前提条件。同时机会公平与效率关系是统一的,因此机会公平成为公平与效率均衡的关键内容。

6.3 当前卫生资源配置公平与效率存在的问题

6.3.1 卫生资源配置公平存在的问题

通过第 3 章和第 4 章对我国省际和城乡卫生资源配置发展现状及公平性的实证研究,发现各省之间、城乡之间卫生资源配置的机会公平、利用公平和结果公平在数量方面都有明显改善,但是卫生资源配置公平在质的方面还有较大差距。

(1)机会公平方面存在的问题

从省际视角看,按人口分布的卫生资源基尼系数都小于 0.2,如果按照经济收入基尼系数的判断标准来看,已经非常公平,但是由于研究的单位是省份,所以不能轻易借鉴。虽然面积分布的卫生资源基尼系数超过 0.6,但是其趋势却是逐渐下降的,同时为了弥补基尼系数的缺陷,还利用泰尔指数分别验证了人口分布和面积分布的卫生资源配置机会公平性,泰尔指数变动的规律与基尼系数变动的规律几乎一致。通过实证研究可知我国 2003—2014 年卫生资源配置机会公平得到改善,但这仅仅是从数量上来说的,无法从卫生资源的质量上考虑。

首先是卫生资源质量差别,特别是卫生人力资本的差异会影响机会公平质的方面。各省间、城乡间、不同级别的医疗机构间卫生资源的质量差异明显,尤其是关键卫生资源,卫生技术人员的质量差异或者说卫生人力资本差异,因为它是影响机会公平质的方面的主要因素。农村地区乡镇级别的医疗卫生机构的医生大部分都是乡村医师或卫生员,而城市社区医疗卫生机构的医生必须是取得执业资格的医师,乡村医师与执业(助理)医师的人力资本差别大,同时对于卫生技术人员体现人力资本差异还可从卫生技术人员的技术职称结构来看,高级职称的技术人员都集中在高级别的医疗机构,而基层医疗机构卫生技术人员的技术职称都较低。因此,卫生人力资本的明显差异将影响机会公平的进一步改善。此外这种卫生资源配置机会公平只是从省际的视角进行考察,省份内部的机会公平也是卫生资源配置机会公平的内容,应该需要改善。

其次是卫生资源信息的可获得性,它也影响机会公平质的方面。卫生资源信息只有在不同人群获得的成本为零或很小,才可能保证有卫生资源的情况下人们获得卫生资源的机会公平。比如我国推进的基本公共卫生服务均等化工作,只有居民都获得了相关的新信息才可能公平地利用相应的服务。

(2)利用公平方面存在的问题

对门诊服务、住院服务、健康体检等卫生资源利用的人口分布公平进行分析,发现各省之间、城乡之间卫生资源利用人口分布基尼系数总体呈下降的趋势,说明各省之间、城乡之间卫生资源利用公平性也得到了改善,但同样也是仅仅从利用数量的人口分布的公平性改善。

我国不同的医疗保险覆盖不同的人群,会影响利用公平质的方面。我国目前社会医疗保险主要包括城镇职工医疗保险、城镇居民医疗保险和新农合,几乎覆盖我国全部居民。医疗保险是影响卫生服务利用的重要因素,三类保险的筹资标准与补偿机制不同,对人们利用卫生服务的影响也不同,进而影响卫生资源利用的公平性。卫生人力资本差异,也会影响到卫生资源利用公平质的改善。

(3)结果公平方面存在的问题

对关键健康指标,即孕产妇死亡率、5岁及以下儿童死亡率和预期寿命指标分析,不公平斜率指数缩小,表明各省间和城乡间卫生资源利用结果公平逐渐改善。但是结果公平改善更多是量的方面的改善,而没有表明结果公平质的方面的改善。

预期寿命只是统计生命延续的时间,而没有办法体现生命延续的质量。机会公平质的方面差异和利用公平质的方面差异,会使生命延续的质量有差异。例如同样的疾病,利用技术水平好的卫生服务,患者可能会被治愈或尽可能不影响正常的基本生活功能;如果只能利用技术水平差的卫生服务,可能挽救了生命但是导致患者无法独立完成正常的基本生活功能,影响生命质量。

6.3.2 卫生资源配置效率存在的问题

通过第5章对卫生资源配置效率的分析,发现我国卫生资源利用效率和生产效率都有一定的改善,但是问题依然存在。

第一,从全国范围来看,重视住院服务,过多使用住院服务的局势并未扭转。政府不仅要从改善和提高居民的健康意识出发,还应该从医保政策和医疗卫生机构激励方面进行引导,从而更有效地提高卫生资源利用效率。

第二,我国公共卫生资源投入不足,特别是人力资源。一方面应加大公共卫生人才的培养,另一方面可以通过再培训的方式转化现有医疗卫生人力资源成为公共卫生人力资源。

第三,我国卫生资源的生产效率不高,超效率模型中各省2009—2014年平均综合效率都小于1,说明生产效率低,技术效率优于规模效率,但是从2009—2014年的变化趋势来看,生产效率在不断提高,主要是技术效率的改进;从超效率模型结果可以看出,各省之间生产效率差异明显,大部分省份更多地关注医疗技术本身,而卫生资源协作生产的管理技术较弱,而且各省之间缺乏有效的交流和学习。

第四,从卫生资源全要素生产率的变化来看,生产率的提高主要是纯技术效率变化和纯技术变化带来的,规模技术效率是我国生产效率提升的瓶颈,2014年大部分省份卫生资源生产处于规模收益递减的阶段。规模效率是我国生产效率提高的瓶颈,卫生服务生产需要技术进步与创新来提高效率。

6.4　当前我国卫生资源配置公平与效率均衡发展的路径

通过分析卫生资源配置公平与效率均衡的特征、偏离机制以及当前公平与效率存在的问题,尝试探讨坚持以均衡特征为原则,利用各种方法与手段纠正偏离的机制,解决面临的问题,从而达到均衡目标的路径。根据以上分析提出以下公平与效率均衡发展的路径。

(1)形成公平与效率内涵共识,减少制度改革的阻力

健康促进与健康公平是人类社会发展的基本目标,是每个国家关注的重大问题。卫生领域是与健康促进和健康公平关系最密切的行业,所以卫生资源配置公平与效率问题也就是每个国家关注的重大问题。卫生资源配置公平与效率的内涵是随着社会发展不断演进的,那么对其认识不能停滞不前,要与卫生领域绩效领先的国家交流和学习,同时结合本国的情况进行发展并形成适合我国国情的理论内涵。到此并未结束,重要的是理论的传播和形成共识。宣传必须要区分对象,是专业人员还是一般大众,据此制定不同的传播方式和手段,还应当把理论形成过程公之于众,同时还应建立渠道进行反馈和讨论,这样才能在最大范围内形成共识,有利于制度改革的推进。

(2)提高信息的完全性和透明性,完善和改进政府与市场的混合机制

通过发达国家的实践,卫生资源配置方式以政府与市场的混合机制更合适。因为卫生服务产品中有大量的公共产品和准公共产品以及具有外部性的产品,这一类产品单纯利用市场机制配置会出现失灵;同时由于卫生服务生产的最终目的是健康改善,如果完全由市场机制进行资源配置,那么在公平与效率均衡中,政府将无法有效干预。无论是政府配置资源还是市场配置资源,信息的完全程度与透明性将是他们良好运行的关键。信息的完全才有可能为市场和政府提供卫生资源配置的依据;才能实施监督机制,规范医疗机构的行为、医生的行为以及患者的行为;才能降低政府或市场失灵的程度,甚至避免。

另外,市场机制有利于卫生服务产品创新、卫生技术创新,而这些产品的研发费用往往由高收入人群支付,随着新产品或新技术的不断推广,最终能被广大群众利用。

(3)以健康促进为根本目标、以机会公平为落脚点,提高卫生资源配置效率

卫生资源配置机会公平是利用公平、结果公平的基础,我国目前机会公平只是在量的方面有了较大改善,在质的方面还需要进一步改善。机会公平质量的提高与居民整体健康水平改善的根本目标是一致的,并且也与卫生资源配置效率具有一致性。我国当前卫生资源生产效率水平不高,必须提高生产效率才能提高公平的质量。

(4)通过技术创新使生产前沿面外移,突破一定的资源限制

由于资源的稀缺性,所以通过技术革命使生产前沿面外移,突破一定资源的限制,是提高卫生资源公平与效率均衡的有效做法,也是解决人们卫生服务需求不断上升与卫生资源越来越稀缺的矛盾的有效方法。特别是我国目前以及未来所面临的三大挑战:①慢性病患病率不断提高,慢性病危险因素普遍,慢性病对人类的生命威胁严重;②环境污染问题突出,严重影响到人们的健康状况;③人口老龄化程度逐年增加,目前我国已成为全世界老龄人口大国,这将意味着卫生服务需求的快速增加。

(5)进一步缩小省内、城乡之间的资源配置公平与效率的差距

虽然实证数据显示省际的公平性是不断改善的,并且也已经达到一定的公平程度,但是省内的公平也是卫生资源配置公平的重要内容;同时我国有50%的人口在农村,所以城乡之间的公平也非常重要。通过对卫生技术人员培训,不断缩小卫生服务技术水平差距,同时也可通过服务模式创新、服务产品创新缩小这一差距。

第7章 卫生资源配置公平与效率均衡发展的新机制:卫生信息化

根据经济增长理论,我们知道技术进步与创新是经济增长的主要决定因素之一,甚至有些经济学家认为是经济增长的动力和源泉。技术进步与创新对于卫生资源配置,不仅能够提高配置效率还有助于改善配置公平,而且还可能使二者相互促进。卫生领域的技术进步与创新大致可以分为两大类,一类是医学技术的进步与创新,比如检验、检查技术和设备的不断更新;另一类是对卫生服务的生产、供给、消费产生影响的信息技术和管理技术。在实践中,信息技术和管理技术是通过不断地有机结合来影响卫生领域的供给与需求的,也就是目前卫生领域如火如荼进行的卫生信息化建设。本章试从探讨卫生信息化促进公平与效率的均衡来说明卫生信息化是实现卫生资源配置效率与公平均衡发展的新机制。

7.1 卫生信息化促进卫生资源配置公平与效率的微观证据

梳理国内外卫生信息化对卫生领域影响的研究,寻找卫生信息化对卫生资源配置公平与效率影响的微观证据。

7.1.1 国外微观证据

虽然卫生领域信息化技术的应用已有近50年时间,最早是在西方发达国家开始的,特别以美国、英国、加拿大、澳大利亚为主,但是对卫生信息技术效果、作用、评价的研究却比较晚,近十几年这类研究越来越多。

Chaudhry B[118](2005)以寻找卫生信息技术对医疗服务的质量、效率、成本改善的证据为目的,采用系统综述的方法,检索相关数据库1995—2004年的文献4 582篇,经过纳入标准和排除标准的筛查,最终有257篇文献符合研究目的。研究发现卫生信息技术对于提高卫生服务质量和效率的证据是明显的,对于卫生服务成本的影响是不明确的。Cunning - ham Murie C[119](2008)通过对加勒比共同体的7个成员国进行流行病学和卫生服务数据搜集,发现卫生信息的质量和可获得性较差,影响了糖尿病、高血压的费用负担分析。

Millery Mari[120](2010)通过专家访谈和文献系统研究的方法进行研究,根据其研究主题纳入文献 105 篇,文献发表时间是 2004—2009 年。通过文献研究发现:在不考虑资源环境差异的情况下,有大量证据表明卫生信息化有助于提高库存管理、临床决策以及电子通知单的工作质量,但是 90% 的研究都是关注微观层面的质量改善,缺乏包括患者体验、机构、资源条件的整体研究。通过专家访谈的结果是:卫生机构之间的协作和一流的卫生信息技术对卫生信息化改善卫生服务质量非常重要,应该要实现卫生机构整体的服务治疗改善。

Nguyen Lemai[121](2014)的研究以寻找电子健康档案对卫生服务质量促进的证据以及其成功实施的影响因素为目的,采用系统综述的方法,在专业数据库搜索 2001—2011 年的文献,获得 5 208 篇,剔除了非同行推荐的 56 种期刊之外的文献、非英语的、重复的、非试验研究的、非聚焦 HER 的,最终纳入研究的文献有 98 篇。研究发现:电子健康档案在促进患者服务与临床事务方面有潜力,包括临床资料的质量提升、机构行政管理效率提高、卫生服务质量提升、安全性提升以及卫生服务类型之间的协作;不利的影响是工作流程和工作分布的改变;在电子健康档案开发与实施的过程中,医生、患者、技术人员三者的结合缺乏社会学技术的干预,会影响电子健康档案发挥作用。

7.1.2 国内微观证据

中国卫生领域的信息化起步与发达国家相比较晚,但是与卫生信息化相关的研究并不少。从研究对象及其影响范围来看,文献大致从机构某部门信息化对该部门的影响、机构某部门信息化对机构整体的影响、机构信息化对机构整体的影响、区域信息化的影响四个角度探讨信息化的影响和作用。

(1)医疗机构卫生信息化的影响

彭艳等[122](2008)认为病案作为医院医疗、教学、科研和医院管理工作信息的重要载体,是医院管理的重要组成部分;医院在重视临床医学技术发展的同时,也需要重视病案管理学科发展,应用现代技术,推进病案管理的规范化。张越巍等[123](2010)探讨医院感染信息预警系统在医院感染管理中的应用方法和效果,研究结果认为该系统强化了流程管理,有效提高了工作效率和质量,确保了医疗质量和医疗安全,提高了医院感染的管理水平。梅卫玲等[124](2012)通过医院感染管理信息系统,对多药耐药菌信息查询、数据统计分析、信息反馈、交流功能,提升多药耐药菌管理工作。伦志坚等[125](2014)认为医院感染管理信息化改善了临床上报医院感染病例的依从性。王静等[126](2015)从医院各个信息平台充分整合的层面,研究建立网络上报传染病系统,实现对传染病的及时准确上报,发现电子报告卡有助于传染病的早发现、早报告、早隔离、早治疗,为疾病预防控制中心提供潜在的疫情信息;电子传染病报告卡系统是医疗质量控制系统之一，提高医务人员对传染病上报的积极性和认知水平，使呈报信息的准确性得到保证，通过信息系统对传染病疫情的实时监控，可以提高传染病管理工作的效率。

随着卫生信息化的不断推进，电子健康档案与区域医疗成为卫生信息化建设的新阶段。刘安平等[127]（2008）研究通过健康查体档案信息管理系统能连续观察整个社区人群历年的健康动态，及时发现社区人群中的常见病和多发病流行趋势，便于及早进行健康保健指导和治疗，也有利于社区传染病的预防，提高全民健康水平。陈华等[128]（2009）以重庆沙坪坝区为例通过区域医疗卫生信息平台实现区域卫生信息资源共享，社区卫生服务机构通过区域卫生信息资源共享可极大地节约人力成本，提高工作效率，而且最大限度降低差错率，该辖区居民通过区域卫生信息资源共享可避免不必要地重复检查及各级医院的频繁往返，极大地方便了辖区居民的就医，节省了看病费用。李玲等[129]（2014）研究认为理论上通过改变管理者和医疗机构之间的信息结构，区域医疗信息技术有助于缓解委托代理问题，控制医生的供给诱导需求行为，从而降低医疗成本"监管效应"。并且以上海市闵行区的区域医疗信息系统为对象，进行实证研究，发现在控制了人口学特征、诊断医生等因素后，有电子健康档案的比没有电子健康档案的人群的门诊总费用低，且具有结构性差异。通过作用机制进一步的分析，发现这个机制确实是"监管效应"导致的。

（2）公共卫生机构信息化的影响

卫生领域信息化的作用与影响除了医疗机构相关的研究，还有一些就是与公共卫生机构相关的。何武军等[130]（2004）对信息学在突发公共卫生事件中的地位与作用进行探讨，他认为处理突发公共卫生事件所必需的应急系统与发展公共卫生信息学有着相同的、互补的基础；应用公共卫生信息学技术能及时、科学地收集、分析突发事件情况，并满足重大疫情的个案报告要求，通过管理网络化和办公自动化可提高卫生行政部门应急、应变指挥能力；发展公共卫生信息学可改善重大突发事件的信息发布，有助于建立统一和权威的信息公布渠道；发展公共卫生信息学可强化公众应急健康教育的效果。徐寅峰等[131]（2005）以我国2003年爆发的非典型肺炎危机为背景，运用演化博弈理论，对信息交流在公共卫生突发事件处理中的作用进行分析。结果表明，政府部门采取信息公开措施后，有利于抑制公共卫生突发事件的扩散趋势，加快其收敛速度。陈虹等[132]（2010）对数字化医院应对突发公共卫生事件时，在预警监测、组织指挥、应急处置、后勤保障、应急预案演练等方面体现出的优越性进行探讨。陈志等[133]（2011）评价信息化管理在实施基本公共卫生和重大妇幼卫生服务项目中的作用，研究结果认为采用信息化管理，提高了基本公共卫生和重大妇幼卫生专项服务质量和管理能力。

(3)信息化对卫生人力培养的影响

此外还有一些其他研究的视角和主题。赵秀竹等[134]（2009）探讨了卫生信息化对农村卫生人才培养的作用,研究认为信息化可以加速优质卫生教育资源的传播,加快卫生人力资源的培养;可以加速卫生人力资源的合理流动,为农村吸引卫生人才创造良好的基础;有利于农村与城市地区共享人力资源;推动农村卫生人力资源管理的变革,降低管理成本,提高管理效益;信息化也可能加速农村卫生人才的流失,加大了留人难度。李长平等[135]（2010）探讨卫生信息化对医疗保障制度的影响,认为在卫生信息化系统的平台上,将统计学方法、数据挖掘方法与卫生经济学方法相结合进行数据的统计和二次开发,有助于对医疗保险制度的实施进行评价和提供决策依据。

7.2 卫生信息化促进公平与效率机制分析

通过对国内外卫生信息化对卫生领域的影响的研究进行梳理,我们看到,首先,国内外研究中大部分都是与医疗机构有关,特别是医院。这与医院是卫生信息化最早的机构,并且在信息化进程中深度、广度和持续性三方面都是最好的有关。其次,国内外研究大部分都是从微观视角分析,主要探讨通过信息化对本部门或本单位的重复工作的计算机替代、工作流程的优化、数据的共享、决策支持等方面带来的工作效率提高、服务质量提高、管理科学化等作用。也有少部分研究从区域医疗信息化的中观层面探讨由于数据的共享,避免重复的检查以及利用电子健康档案使医生更全面地制订治疗方案,从而降低卫生费用,提高效率。国外开始从患者的角度研究卫生信息化对其产生的影响,以及患者的卫生信息化需求,并且将居民也作为卫生信息化过程中的一类主体。

从世界范围来看,卫生信息化建设到目前已经成为卫生领域发展改革的重要方式和手段。信息技术在卫生领域某些方面已与卫生技术紧密结合,成为新型的服务产品和模式,比传统的服务产品和模式具有更大的竞争优势。卫生信息化建设不仅对微观医疗机构的生产、管理产生积极的影响,而且对整个地区或整个国家也有深远的影响,能够有效提高卫生资源配置公平与效率。无论是当前还是未来,卫生资源配置的关键在于提高机会公平与效率,卫生信息化建设将是解决关键问题的重要方法和途径。

7.2.1 卫生信息化促进效率机制分析

卫生资源的生产与一般商品的生产不同。一般商品的生产与消费不要求时间和空间的统一性，并且一般商品可以标准化生产。卫生服务产品的生产却不同，往往受限于一定的时间和空间，并且无法进行标准化生产，但是卫生服务生产也不是无规律可循的，这些规律与信息技术的结合就可以使卫生服务生产和管理的效率明显提高。

(1)医疗卫生机构效率

医疗卫生机构信息化建设，首先开始于医院信息化建设。根据《中国医院信息化状况调查(2014—2015)》，采用信息技术解决的问题排在前四位的是：提高临床业务效率，支持医院流程再造；保障医疗安全，减少医疗差错；降低医院运营成本，支持医院经营成本核算；提高患者满意度。其他医疗卫生机构信息化建设也已经在不断地深化，从公共卫生监测、突发公共卫生事件的应急，再到社区卫生、妇幼卫生等不同卫生服务生产内容都与信息化技术紧密结合，提高其生产效率与管理效率。

1)流程的创新与再造

卫生服务提供是需要多种资源投入的，关键卫生资源的效率受其他资源作用的影响，如何使关键资源发挥最大作用，如何用价格低的卫生资源替代价格高的卫生资源。同时卫生服务也是由卫生机构多个部门协作共同完成的，如何使各个部门最有效率，而且部门之间的效率能相互协调呢？解决这些问题就是要提高机构的技术效率。卫生技术人力资源往往是关键要素，而且是价格高的要素，尽可能用其他资源来代替卫生技术人力资源，并且要使卫生人力资源发挥最大作用。例如：在医院卫生信息化过程中，将患者就诊的流程进行改造，由以前的排队挂号、就诊、排队划价交费、排队取药，改造为自助挂号、自助预存费用、就诊、自助取药，将划价和交费流程直接交由信息系统处理，挂号与取药也借助系统自助完成。这样加快了卫生服务生产的效率，同时也为患者节省了时间。当然这是一种最简单的情形，实际上大多数情况要比这个复杂。比如有患者需要做多项检查，去多个科室才能完成，那么患者信息在卫生机构不同科室之间的共享，就成为提高卫生服务生产效率的关键因素，信息技术与此类需求已经结合得非常成熟，不仅能提高卫生服务生产效率，还能提高服务质量，减少医疗差错。

卫生信息化可以在一定程度上参与卫生服务的生产，提高卫生服务生产的效率和质量。医学是循证医学[①]，医生在制订医疗方案时必须依据一定的临床证据和经验，卫生信息化可以通过开发临床决策支持系统，为医生提供相应的信

---

① 循证医学(Evidence – Based Medicine，EBM)，意为"遵循证据的医学"，又称实证医学，其核心思想是医疗决策(即病人的处理、治疗指南和医疗政策的制定等)应在现有的最好的临床研究依据基础上做出，同时也重视结合个人的临床经验。

息,提高卫生服务生产的效率。还有就是各类药品之间是有禁忌的,医生在制订医疗方案中、药品使用时需要注意药品配伍,卫生信息化可以提供相关药品配伍禁忌的信息,减少医疗差错,提高服务质量。此外,可以借助卫生信息化技术,针对某些一般性疾病提供自助医疗,包括自助挂号、自助检验、自助制订药方,初步自助治疗后,如需进一步诊疗,再利用医师的诊疗服务,在我国的某些城市已经有这样的服务模式。

卫生信息化在预防保健、公共卫生服务的某些方面有可能代替卫生人力资源进行卫生服务生产。比如一般人群的健康管理,将一般人群健康管理的理论、方法与卫生信息技术、物联网技术有机结合,就可以智能地为需要的人群提供健康管理服务,并且在一定管理人群的数量内,是可以以边际成本为零的状况增加产出。

2)管理创新

通过卫生信息化建设,可以提高医疗卫生机构管理信息获取的时效性、全面性和准确性,同时信息获取的成本是逐渐降低的,有利于提高管理效率。一方面卫生信息化建设使医疗卫生机构的业务流与数据流有序、合理地结合,一项业务完成产生的相应信息也会被完备、自动地录入系统,这样也就节省了大量传统的收集、加工信息的人力资源,节省管理成本,提高管理效率。另一方面,信息收集的及时、全面和准确为实施精细化管理提供基础。有效的精细化管理可以降低整个机构的运行成本,激励人力资源,提高生产效率和服务质量。

(2)宏观效率

1)资源共享与整合

随着医疗卫生机构卫生信息化建设不断推进,每个机构都是信息资源的生产者和使用者,都有丰富的信息资源,但是各个医疗卫生机构之间没有信息的共享与传递,这样不仅会浪费卫生资源,也会使卫生信息化本身的效益降低。

从一个区域范围或全国范围看,卫生服务生产中存在许多资源重复利用和浪费的情况,比如不同医院之间检查结果互不承认,患者需要转院治疗时,往往要做许多重复性检查。如果各大医院之间不仅能互认检验结果,而且能将患者治疗信息共享,将会节省大量的卫生资源,同时由于可以共享患者以往的治疗信息,对于医生来说,可以更全面地了解患者,有利于制订合适的治疗方案。这一数据共享进一步发展,就成为居民电子健康档案[①]。居民电子健康档案目前主要是以医疗卫生机构为记录主体,也就是说初始的档案由基层医疗机构建立,在

---

① 是以居民个人健康为核心,贯穿整个生命过程,涵盖各种健康相关因素、实现多渠道信息动态收集,满足居民自我保健、健康管理和健康决策需要的信息资源。

居民发生了卫生服务利用行为时,相应的医疗机构将把相关信息记入电子档案中。将来居民本人也会成为电子健康档案的记录主体之一,记录与健康相关的饮食、运动信息或者移动医疗设备检测的数据。

居民电子健康档案初步明显的作用是节约卫生资源,为患者节省费用,为医生提供充分的信息便于制定医疗方案从而提高服务质量和效率。随着居民电子健康档案技术的不断发展,其发挥作用的空间巨大。比如:通过电子健康档案可以创新对居民的、对医生的监管服务,避免过度医疗和诱导需求,还可以作为医疗事故鉴定的依据;利用居民电子健康档案信息数据进行分析研究,解决卫生领域相关问题;等等。

2)机构间协作

卫生信息化建设,初步实现同类不同级别医疗机构之间的协作,优化卫生资源配置,提高资源利用效率。比如基层医疗机构与三级或二级医院之间的双向转诊服务,再比如医联体,只有通过卫生信息化技术的整合,才能有效发挥这两种形式的作用。

卫生领域不同类别的医疗卫生机构之间的协作将是卫生信息化建设更高一级的目标。比如疾病预防与控制机构、卫生监督机构、妇幼保健机构、医疗机构等机构之间的信息共享与互联,甚至可以做到相关业务流程整合。这样既可以提高本机构的效率,又可以提高整体效率,还可能产生新的服务模式。

此外,还有可能就是卫生机构与非卫生机构的信息共享和互联,比如公安部门、疾病预防与控制机构、红十字会、妇联、妇幼保健机构之间都有相关的业务,通过信息共享和互联,可以提高业务效率。

7.2.2 卫生信息化促进公平机制分析

(1)机会公平的改善

机会公平是卫生资源配置公平最重要和最基本的内涵。如何提高机会公平质的方面是改善机会公平的方向。首先通过卫生信息化建设为居民提供卫生服务的信息,并且提供预约服务,为每个居民提供公平利用卫生资源的机会。其次,利用远程医疗技术,突破空间限制,使卫生技术水平低的区域的居民也有机会利用高级别卫生资源。例如,疑难杂症著名专家的远程会诊。最后,就是要对卫生人力资源进行不断培训,提高卫生服务技术水平。对卫生人力资源的培训,成本最小、最简单的方法是利用信息化技术提供自学的平台,不受时空限制。

(2)利用公平的改善

卫生服务技术水平的差异导致卫生服务利用的差异,是影响利用公平的重要方面。缩小地区之间、机构之间卫生服务技术水平差异是改善利用公平质的方面的主要办法。如何缩小差异呢？可以通过临床路径管理缩小卫生服务差异。临床路径是专业人员根据循证医学的原则将某疾病或手术的关键性治疗、检查和护理活动标准化，按照预计住院天数设计成表格，将治疗、检查和护理活动的顺序以及时间的安排尽可能地达到最优化，使大多数罹患此病或实施此手术的患者由入院到出院都能依此流程接受照顾[136]。实施临床路径管理必须以卫生信息化技术为基础，各类医疗卫生机构实行统一的临床路径，减少卫生服务差异，改善利用公平。同时临床路径管理可以保证医疗质量，降低运行成本。

此外，我国目前实施医疗保险制度也是影响利用公平的主要因素。整合三项社会医疗保险，必须以卫生信息技术为手段才可能实现。

7.3　卫生信息化发挥作用的前提与保障

通过分析卫生信息化对公平与效率的促进机制，可以看出卫生信息化能将公平与效率结合起来。卫生信息化建设可以使两个方面都得到改善，二者可以均衡发展。但是卫生信息化发挥作用是有前提并且需要保障的，全国的信息化基础设施就是其中一个前提条件。由于我国整体信息化进程推进较快，政府已经在积极进行建设，虽然部分农村区域信息化基础设施相对薄弱，但是相对于卫生信息化的速度来说，基本可以满足卫生信息化的要求，在此就不单独分析。此外我国居民的信息化素养也是卫生信息化发挥作用的重要影响因素，居民的信息化素养在全国信息化进程迅速推进的过程中，已经得到了一定的培养。本节主要分析影响卫生信息化发挥作用和卫生信息化进程中的主要影响因素，包括卫生信息化标准建设、卫生信息化法制建设和政府对公共卫生信息资源的投入。

7.3.1　卫生信息标准建设与推广使用

我国卫生信息化标准制定工作开始较晚，2007—2012 年以来，卫生部相关部门做了大量的工作，总共制定了 150 多项标准，紧紧围绕卫生信息化建设的需要开展，并且在研发的同时也积极推广使用[137]。尽管我国卫生信息化标准工作取得了较大成绩，但是仍处于初级阶段。从制定的角度看，医学术语、高层次信息模型等标准缺乏统一性，与主要发达国家相比有较大差距。从应用的角度看，问题比较突出，在使用过程中没有标准引用管理制度导致卫生信息化市场混乱，产品好坏参差不齐，阻碍了互联互通和信息共享。为了使卫生信息化发挥最大作用，我国卫生信息标准建设和使用还需要进一步重视工作的科学性。

7.3.2 卫生信息化法制建设

在信息共享与传递中,有些数据隐私信息,访问授权单位的责任与义务的确定,以及违法的处理,都需要以法律的形式来规定。之前讨论的居民电子健康档案,如果没有相关的法律来规范使用,将会发生不可控制的问题。此外还有对电子文件的鉴定,比如电子签名、电子处方等得到法律认可,否则服务模式创新将受到阻碍。

7.3.3 政府对公共卫生信息资源的投入

通过分析卫生信息化发挥作用机制可以看到,相对于某个医疗卫生机构来说,大部分效益都是外部效益,并且单个医疗卫生机构也无法实施开展,卫生信息化建设跨机构、跨地区,是需要政府干预才可能实现的。同时有些卫生信息资源能成为公共卫生信息资源,比如居民电子健康档案、药品配伍数据库、临床路径等。从卫生信息化外部性和形成的公共卫生信息资源来看,政府应该要对卫生信息化投入。政府如何投入,投入多少需要进一步研究。

第8章 卫生资源配置公平与效率均衡发展的对策建议

提升卫生资源配置公平与效率、实现健康促进与公平是卫生改革的目标。自2003年以来卫生领域发展迅速，居民维持健康的机会水平大幅提升，卫生资源的利用水平逐年上升，健康结果水平明显改善。从省际视角看，卫生资源配置机会公平和利用公平，在量的方面已经达到非常公平的状况（2014年对应的人口分布基尼系数都小于0.2），卫生资源配置结果公平也明显改善；从城乡视角看，卫生资源配置机会水平、利用水平、结果水平差异明显，但总体趋势是差异不断缩小，公平性得到一定的改善。在卫生资源配置公平性不断改善的同时，卫生资源配置效率总体也呈上升趋势，但是趋势不明显，整体效率水平不高，规模效率是卫生资源配置效率提升的瓶颈，技术效率是提高卫生资源配置效率的主要因素。卫生资源配置公平与效率的均衡是可能的，也是必然的，根据二者的影响因素及共同影响因素，二者的均衡具有一定的特征，存在实现均衡的最佳路径。基于以上章节的实证与理论分析结果，本章尝试提出提升卫生资源配置公平与效率均衡发展的对策建议。以下对策建议的实现只有借助卫生信息化建设，才会事半功倍。

8.1 基本公共卫生服务一般性和特殊性协调

基本公共卫生服务是基层医疗机构服务的主要内容，为了使我国公共卫生服务均等化目标有的放矢，2009年卫生部对基层医疗机构提供的基本公共卫生服务的内容和要求都进行了明确的说明，之后在2011年、2015年又进行补充完善。全国的基层医疗机构必须按照卫生部颁发的基本公共卫生服务内容和要求开展工作，并且上级部门对其考核也是按照卫生部的要求进行的。卫生部颁发的基本公共卫生服务目录是根据全国的情况制定的，具有一般性，但是在具体实施的过程中肯定存在特殊性问题，比如不同的基层医疗机构服务的人群可能存在不同的特点，流动人口比例高、老年人比例高或年轻人居多，为了适应不同的公共卫生服务需求，基层医疗机构需要调整重点。在解决一般性和特殊性问题时，相应的卫生行政部门应该有所担当，进行科学分析，制定适合本地区特点的公共卫生服务供给。

8.2　突破卫生资源配置的空间局限

获取卫生资源的空间距离也是影响机会公平和利用公平的一个因素。对于获取最近基层医疗机构资源,按现在的交通水平,90％以上居民的到达时间都在20 min 以内,但是对于利用优质卫生资源,距离往往影响人们利用卫生资源的机会和水平。通过远程医疗,患者可以很容易地获得高级别的医疗资源,既为患者节省了时间,也为患者节省了交通费、住宿费等费用,改善了卫生资源配置的公平与效率。

8.3　统筹三类社会基本医疗保险

我国从 1998 年建立城镇职工医疗保险以来,不断完善基本医疗保险制度,分别在 2003 年建立了覆盖农村居民的新农合,2009 年建立了覆盖城镇居民的医疗保险。三类基本医疗保险是各自独立的运行体系,筹资水平不一样,补偿水平不一样,不同的保险覆盖人群利用卫生资源的机会不公平,卫生资源利用的结构和水平差异明显。而且三类基本医疗保险的基金池都是以本级辖区为范围的,有些县的人口少,还分为三类基本保险的基金池,大大降低了保险的风险共担性,降低了保险防范风险的能力。2014 年国家开始准备合并城镇居民和新农合作医疗,2015 年已经在某些地区开始试行。从促进卫生资源配置公平角度,应该逐渐将三类基本医疗保险合并为一类,并且基金池应该扩大至省级范围。

8.4　改善信息不对称状况

卫生服务供给信息获取的难易程度也是居民利用卫生资源机会的影响因素。降低居民获取相关供给信息的难度和成本,并公平地为每个患者提供预约服务,有利于改善机会公平。目前我国大型的医疗机构在卫生信息化不断推进的过程中,都可以为患者提供电话或网络查询与预约服务,但是对于具体患者来说,如果有一个平台可以提供一定区域内所有医疗卫生机构的卫生服务供给信息,还能提供预约服务并对预约服务进行监督,这将会明显改善机会公平与利用公平。

除了卫生服务供给信息要透明,还有就是要改善供需双方信息不对称问题。由于卫生服务供给的专业性,卫生服务供给者占绝对信息优势。改善供需双方的信息不对称问题可以从两个方面着手:一方面是在卫生服务消费过程中,为患者提供全面的、详细的卫生服务信息,信息呈现的形式与途径,应以患者角度的可获得性和可理解性为目标;另一方面为居民提供专业、权威的卫生信息资讯平台,让居民可以根据其卫生服务需求通过平台获得相应的专业知识,提高居民对卫生信息的理解能力,改善信息不对称状况。

8.5 优化医疗机构功能结构

分级诊疗制度并不是新事物,医疗卫生机构不同类型、不同级别的设置,就是为其进行功能定位的。国外发达国家大部分实施的是严格的分级诊疗制度,即除非急诊所有居民如果健康出现问题需要寻求卫生服务必须从基层医疗机构开始,基层医疗机构的全科医生会根据疾病情况来决定是否需要利用高级别专科卫生服务,如需要,医生会帮助患者转诊,如果不需要就在基层医疗机构治疗。我国卫生领域目前并未实施严格的分级诊疗制度,只是通过基本医疗保险补偿政策来影响居民就医流向,但是效果并不明显,高级别医疗机构人满为患,而基层医疗机构常常病患稀少。一方面,浪费了高级别医疗机构卫生资源,卫生资源没有被使用到那些真正需要的疾病治疗上;另一方面,基层医疗机构卫生资源空闲,生产效率低下。

虽然2009年卫生部就已经提出实行分级诊疗制度,但尚未严格实行分级诊疗制度,原因主要是基层医疗机构服务能力和水平的问题。随着国家不断加强基层医疗机构内涵建设,我国实施严格分级诊疗制度的条件已基本成熟,而且卫生信息化建设推进为实施分级诊疗制度提供了有力的保障,也为创新实施模式提供了物质基础。分级诊疗制度的难点在于向下转诊,病患在经过一定的治疗后进入康复期,适合在基层医疗机构康复,既有利于患者降低医疗费用,又有利于医疗机构提高资源利用效率和生产效率。建立医疗机构联合体,在这个联合体中包含不同级别的医疗机构,使分级诊疗制度的作用内化于医疗机构联合体内部,能有效理顺分级诊疗制度实施的阻碍。同时不同的医疗机构联合体之间存在竞争关系,有利于整体卫生资源配置效率的提升。

8.6 合理科学的激励机制

我国医生多点执业政策初步在2014年提出,2015年进行试点,2016年在全国范围实施。医生多点执业政策不仅有利于优质卫生人力资源向基层医疗机构流动,改善卫生人力资源配置机会公平,而且有利于提高医生工作效率和工作质量,还为多元办医提供了卫生人力资源基础。医生多点执业的制度还存在问题,医生注册多点执业的积极性不高,政府还需要不断完善医生多点执业制度。卫生人员工作积极性是影响工作效率和工作质量的关键因素,目前卫生人员激励机制单一,而且过于偏向经济激励,为医生诱导需求提供动力,不利于卫生资源的有效利用。只有建立科学合理的激励机制,才能为提升卫生资源配置效率提供动力。

8.7　基本医疗保险支付制度改革

成熟的市场经济国家把支付制度的改革作为医疗保险制度控制费用的主要手段。通过在医疗机构和医保机构之间建立公共契约模式、按疾病诊断相关分组付费、加强信息化建设及绩效管理等方式,有效地抑制了医疗费用的过快上涨,实现医疗资源的充分利用,促进医疗服务供给方服务效率和质量的提升,更好地提高了公共福利。

我国基本医疗保险支付制度改革可以借鉴国际经验。各地选择与自身卫生管理现状相适宜的医保支付方式,推行以按病种付费为主,按服务单元付费、按人头付费等相结合的复合支付方式,建立并加强医保机构和定点医疗机构之间的协商谈判和风险分担,将药品医保支付标准的制定纳入管理体制,逐步将医保监管的范围扩大到医务人员的服务监管。

8.8　服务模式创新

随着互联网技术、物联网技术、云技术等信息技术的不断发展,卫生领域信息化建设提出了"互联网＋医疗健康"服务模式。它是以互联网为依托,以信息技术、云技术、大数据、物联网、移动技术为手段和支撑,与传统医疗服务深度融合,生产医疗健康服务的新模式。传统卫生资源配置模式存在医疗资源配置不合理,医院就诊环境以及医疗效率亟待提高,"缴费时间长、候诊时间长、取药时间长、看病时间短"的问题依然存在,药价虚高、用药不透明,诊疗和康复在某种程度上存在着脱节等问题。"互联网＋"要和传统医疗服务模式结合,产生变革和创新。"互联网＋"可以突破传统医疗健康的服务圈,比如个人通过可穿戴设备、智能传感器产生大量数据,通过网络咨询实现自我的健康管理。患者在医疗机构就诊和二、三级医院实现双向转诊以及分级诊疗。同时,院前、院中、院后通过互联网实现一体化、连续闭环式服务,包括电商用药。"互联网＋医疗健康"要依托于区域卫生信息平台建设,无论是个人健康管理,还是分级诊疗、居家康复,区域卫生信息平台的建设显得尤为重要。真正通过"互联网＋医疗健康"依托于区域卫生信息化建设,实现分级诊疗,降低医疗费用,实现健康管理,有效提升卫生资源配置效率。

8.9 基层医疗机构卫生技术人员的培养

基层医疗机构是我国政府推进基本医疗制度建设的主体机构,它主要承担基本公共卫生服务和基本医疗服务,是政府推进卫生资源配置公平的最基本的阵地,这样既可以实现最大范围的健康公平,提高卫生资源利用效率,又考虑了政府经济实力的因素。由此可见基层医疗机构服务能力水平不断提高,进行标准化建设的必要性和重要性。基层医疗机构卫生技术人员的专业水平是基层医疗机构提升服务水平,进行标准化建设的关键。我国基层医疗机构卫生技术人员专业水平不高,特别是农村地区,大部分是乡村医生和卫生员,同时卫生技术人员的结构不合理与基层医疗机构功能定位不匹配。根据基层医疗机构功能定位应该需要全科医生和公共卫生医师,我国对基层医疗机构已有卫生技术人员进行了短期的全科医师培训,但是在面对基层的多类疾病的诊治,技术水平有限,而且不同省份的基层卫生技术人员的专业水平差异也是比较明显的。

为了建立提升基层卫生技术人员的专业水平,减少省际、城乡之间基层卫生技术人员水平差异的有效机制,应该针对已有人员和新培养的人员制定不同的策略。对于已有的基层卫生技术人员应该加强在岗培训,培训的形式应该采取灵活的全方位策略:①提供全国权威的在线培训平台,使不同省份、不同机构的每一位卫生技术人员都有机会获得相同的培训资源;②要加强基层医疗机构与高级别医疗机构的合作,为卫生技术人员学习与交流提供平台;③国家可以为基层卫生技术人员提供决策智能库,由专业权威的人员对新的医学科学研究成果与信息进行加工和整理,再推送给基层卫生技术人员,这样有利于专业知识的更新和进步。对于新培养的基层卫生技术人员应该进行规范的全科医师培训或公共卫生医师培训。

第 9 章　结论与展望

9.1　主　要　结　论

卫生资源配置公平与效率问题是卫生领域的核心问题,我国自 1950 年以来进行的医疗卫生改革都是围绕这个问题进行的。2003 年对我国卫生领域来说是一个转折点,一方面认识到传染病在当前社会发展状况下影响的不再是一个地区、一个国家,而是全世界,同时影响速度及复杂程度始料未及;另一方面暴露我国卫生领域存在的重大问题。2004—2008 年是实践者与学者研究卫生事业发展中到底主要是政府还是市场进行资源配置,2009 年后我国进行了新一轮医疗卫生改革。

实证研究部分:各省、城乡之间卫生资源配置机会公平、利用公平、结果公平的变化趋势及差异程度,分析卫生资源配置公平的主要问题和问题的主要方面;各省、城乡之间卫生资源配置效率的变化趋势及差异程度,分析卫生资源配置效率的主要问题和问题的主要方面。

理论研究部分:首先探讨卫生资源配置公平与效率均衡的必然性、偏离机制及二者均衡的特征,然后根据公平与效率均衡的偏离机制、均衡特质结合实证部分卫生资源配置公平与效率存在的问题探讨我国当前卫生资源配置公平与效率均衡的最佳路径,之后根据二者均衡路径探讨卫生信息促进公平与效率的机制,说明卫生信息化是实现二者均衡发展的新机制,并对卫生信息化发挥作用的前提和保证进行分析。最后基于实证分析结果和理论分析结果提出我国当前提升卫生资源配置公平与效率均衡的对策建议。

本书得出如下主要结论:

第一,从省际视角看,我国卫生资源人口拥有量和面积拥有量有较大的提升,人们利用卫生资源的机会水平明显提升,机会公平性得到改善,尤其是优质卫生资源在各省间的机会公平明显改善,而且到 2014 年已经达到较好的程度,卫生改革在提升机会公平方面取得了一定的效果;人口平均利用卫生资源数量水平明显提高,在利用公平方面,无论从卫生服务利用方面还是卫生资源消耗方面,利用公平有变差的趋势;在利用结果方面,各省居民健康水平都有明显改善,部分经济发展良好的省份接近发达国家水平,各省之间健康结果差异也在不断缩小,结果公平不断改善。

第二,从城乡视角看,我国城乡卫生资源利用的机会水平总体在上升,但是城乡之间的机会公平性没有得到改善,甚至变差;卫生资源利用公平性得到明显的改善,但是从城乡卫生资源消耗比值来看,城市居民利用了更高质量的卫生资源;健康结果逐年改善,城乡差异不断缩小,结果公平得到改善,但城乡差异仍然明显。

第三,卫生资源配置技术效率总体趋势是上升的,但效率水平不高,技术效率的提高主要是由纯技术效率提高带来的,规模效率虽然平稳但有下降趋势,2014年大部分省份都处于规模收益递减的阶段。卫生资源全要素生产率提高主要是由纯技术效率提高而提高的,此外纯技术变化也为生产率提高起到一定的作用。规模效率和规模技术是我国全要素生产率提高的瓶颈,通过积极利用规模技术创新,提高规模效率,从而提高卫生资源配置效率。

第四,由于卫生资源配置公平与效率的起点和重点相同,所以二者均衡是可能的,同时二者随着社会的不断发展及其发展趋势一致,二者从动态发展的角度必然要相互适应,由此说明二者均衡是必然的。但是由于二者在现实中存在冲突,所以有必要解决冲突,使二者均衡。影响二者均衡的因素有三类:影响效率的因素、影响公平的因素以及影响效率又影响公平的因素。卫生资源配置公平与效率均衡的特征:①社会心理承受能力是均衡的边界;②公平与效率在必然性的基础上分别均衡;③均衡的合理区间受资源的约束;④均衡的落脚点是机会公平。

第五,当前我国卫生资源公平与效率均衡路径:①形成公平与效率内涵共识,减少制度改革的阻力;②提高信息的完全性和透明性,完善和改进政府与市场的混合机制;③以健康促进为根本目标,以机会目标为落脚点,提高卫生资源配置效率;④通过技术创新、服务创新和管理创新使生产前沿面外移,突破一定的资源限制;⑤进一步缩小省内、城乡之间的资源配置公平与效率的差距。

第六,卫生信息化是当前我国实现卫生资源配置公平与效率均衡的新机制,同时卫生信息化发挥作用是有前提和保障的,其中在卫生信息化逐渐推进的过程中需要重新认识卫生信息化属性,政府应该对具有公共产品或外部性属性的卫生信息化项目加大投入力度。

第七,当前我国卫生资源配置公平与效率均衡发展的对策:①处理好基本公共卫生服务一般性和特殊性问题;②积极推进远程医疗,突破卫生资源配置的空间局限;③逐步统筹三类社会基本医疗保险,向三者合一方向发展;④提高卫生服务市场信息透明度,改善信息不对称状况;⑤推行分级诊疗制度,优化医疗机构功能结构;⑥完善医生多点执业制度,建立科学合理的激励机制;⑦积极改革基本医疗保险支付制度,提高卫生资源利用效率;⑧提高基层医疗机构卫生技术人员专业水平。

9.2　研究不足与展望

9.2.1　研究存在的不足之处

第一,由于卫生统计年鉴统计口径发生变化,卫生资源配置效率评价只能选择2009—2014年,无法更好地比较公平与效率在同一段时间内的变化规律。同时产出指标只是数量指标,无法体现卫生服务质量提高的效率。

第二,由于笔者理论水平有限,在分析卫生资源配置公平与效率均衡问题上还不够深入,对均衡路径的分析可能有缺陷;同时对卫生信息化促进卫生资源配置公平和效率的机制分析方面还不够全面。

9.2.2　研究展望

第一,本书主要从省际视角评价卫生资源配置公平和效率,由于数据的可得性,评价更多的是从量的方面分析的,如果要进一步提高居民健康水平和健康公平性,公平与效率质的方面还需要进一步研究,可以尝试从居民的角度进行评价。

第二,随着卫生信息技术与卫生服务供给和需求的不断融合,卫生资源配置公平和效率的内涵和外延将会不断发展,二者的关系也会不断发展。比如远程医疗、互联网医疗将会在一定程度上解决由于到达医疗机构的难易程度差异而带来的不公平,一般常见的健康问题可以通过互联网医疗服务结合自助检验就可以诊治。当这样的卫生服务形式成为一种常态,那么患者的信息素养水平可能就是影响机会公平的重要因素了。"互联网+健康医疗"已经出现在国家"十三五"发展规划中,所以需要进一步研究在新的发展环境下,卫生资源配置公平和效率的内涵、外延及其评价指标体系。

第三,通过探讨分析卫生信息化促进卫生资源配置公平与效率的机制,可以为公平与效率关系的均衡发展提供新的视角,但是卫生信息化具体的实施路径和方式将会决定公平与效率关系协调发展的可能性或效果,所以以促进卫生资源配置公平和效率为原则、以改善健康公平为目标的卫生信息化实践模式还需进一步研究。

附　表

附表1 各省2003—2014年医疗卫生机构情况

单位:家

省份	2003年	2004年	2005年	2006年	2007年	2008年	2009年	2010年	2011年	2012年	2013年	2014年
总计	806 243	849 140	882 206	918 097	912 263	891 480	916 571	936 927	954 389	950 297	974 398	981 432
北京	7 221	7 236	7 536	7 639	9 044	9 620	9 734	9 411	9 495	9 632	9 683	9 638
天津	4 920	4 812	4 794	4 747	4 227	4 437	4 238	4 542	4 428	4 551	4 689	4 990
河北	62 260	63 864	67 206	70 640	79 696	74 484	80 963	81 403	80 185	79 119	78 485	78 895
山西	28 602	29 612	29 532	31 899	34 318	31 512	39 917	41 098	40 339	40 192	40 281	40 777
内蒙古	17 355	19 934	19 995	21 024	24 101	18 718	22 677	22 565	22 908	23 046	23 257	23 426
辽宁	32 827	34 174	32 684	37 221	36 165	34 600	34 729	34 805	35 229	35 792	35 612	35 441
吉林	16 600	17 007	17 695	18 290	18 508	18 547	18 543	19 385	19 785	19 734	19 913	19 891
黑龙江	20 808	20 919	20 789	20 729	21 210	20 725	21 825	22 073	21 749	21 158	21 369	21 229
上海	4 007	4 315	4 193	4 161	4 255	4 317	4 460	4 708	4 740	4 845	4 929	4 984
江苏	31 758	30 895	33 245	29 799	31 452	29 943	30 571	30 956	31 680	31 050	30 998	31 995
浙江	26 692	28 186	28 910	30 668	30 511	29 457	29 549	29 939	30 515	30 271	30 063	30 358
安徽	26 894	30 828	32 044	31 660	29 144	27 172	24 799	22 997	22 884	23 275	24 645	24 824
福建	23 529	24 412	26 156	27 122	22 026	21 948	26 613	27 017	27 147	27 276	28 175	28 030
江西	27 217	29 683	31 658	33 019	31 823	34 001	34 005	34 068	39 154	39 509	38 902	38 873
山东	55 612	67 225	71 029	73 795	72 734	69 162	63 885	66 967	68 275	68 840	75 426	77 012
河南	57 951	62 548	73 540	75 965	72 680	73 582	75 722	75 741	76 128	69 258	71 464	71 154

续表

省份	2003年	2004年	2005年	2006年	2007年	2008年	2009年	2010年	2011年	2012年	2013年	2014年
湖北	21 155	30 050	30 595	34 278	34 807	32 058	32 790	34 269	35 625	35 240	35 631	36 077
湖南	49 007	49 264	50 149	53 558	53 551	58 845	55 200	59 359	59 634	58 612	62 210	61 571
广东	35 777	37 273	38 592	41 763	40 796	42 957	44 314	44 880	45 930	46 534	47 835	48 085
广西	28 277	30 514	31 472	32 614	31 878	31 636	32 355	32 741	34 026	34 152	33 943	34 667
海南	4 426	4 388	4 415	4 445	4 351	4 517	4 661	4 678	4 816	5 154	5 011	5 075
重庆	17 701	17 854	17 886	17 152	16 395	16 035	16 497	17 495	17 650	17 961	18 926	18 767
四川	71 356	70 944	72 397	75 262	72 128	70 827	72 914	74 283	75 815	76 557	80 037	81 070
贵州	28 413	25 215	25 376	25 807	25 110	24 204	24 707	25 420	25 943	27 404	29 177	28 995
云南	22 136	22 700	23 584	23 628	22 733	22 142	22 365	22 888	23 248	23 395	24 264	24 281
西藏	2 986	3 263	4 962	4 822	4 740	4 744	4 959	4 960	6 602	6 660	6 725	6 795
陕西	33 210	33 676	33 639	36 911	34 213	32 950	33 928	35 696	36 396	36 271	37 137	37 247
甘肃	24 091	24 815	25 331	25 803	25 792	25 276	25 299	26 673	26 632	26 401	26 697	27 916
青海	5 561	5 682	5 692	5 823	5 187	5 794	5 959	5 781	5 887	5 948	6 020	6 241
宁夏	3 817	4 012	4 230	4 346	4 248	4 141	4 149	4 129	4 132	4 140	4 231	4 255
新疆	14 077	13 839	12 880	13 507	14 440	13 129	14 244	16 000	17 412	18 320	18 663	18 873

数据来源:根据《2004—2015年中国卫生统计年鉴》整理

单位:家

附表2　各省2003—2014年三级医院情况

省份	2003年	2004年	2005年	2006年	2007年	2008年	2009年	2010年	2011年	2012年	2013年	2014年
总计	627	987	946	1045	1182	1192	1233	1284	1399	1624	1787	1954
北京	39	51	45	43	50	50	50	51	51	51	65	73
天津	29	25	24	34	35	36	34	34	34	35	38	39
河北	29	35	32	32	38	39	40	44	44	58	59	62
山西	13	22	24	37	38	39	43	46	47	49	49	50
内蒙古	11	26	22	24	35	30	33	34	33	38	49	55
辽宁	43	71	63	64	83	86	87	86	86	103	111	116
吉林	15	19	21	22	24	21	22	25	29	39	43	43
黑龙江	43	54	62	52	65	66	69	69	70	80	80	86
上海	26	31	28	27	32	30	31	35	36	37	44	44
江苏	25	52	39	57	63	64	65	66	97	114	120	135
浙江	19	50	45	63	76	76	77	76	82	102	116	123
安徽	9	18	14	23	29	30	31	33	39	41	42	61
福建	8	29	21	23	34	35	38	40	43	57	60	59
江西	9	28	28	25	26	26	36	43	46	51	52	52
山东	36	73	60	77	74	86	81	77	81	81	110	116
河南	27	33	30	35	32	35	36	44	56	87	86	87

续 表

省份	2003年	2004年	2005年	2006年	2007年	2008年	2009年	2010年	2011年	2012年	2013年	2014年
湖北	40	52	53	58	58	60	62	62	64	70	82	101
湖南	23	30	32	39	43	42	44	48	49	51	56	66
广东	43	59	51	61	75	73	77	79	93	108	120	132
广西	30	42	40	40	46	46	46	46	50	51	54	56
海南	6	6	6	5	7	6	6	6	6	11	11	11
重庆	14	16	14	18	19	18	15	16	18	22	22	23
四川	26	42	46	46	48	47	52	56	67	83	96	125
贵州	6	14	25	22	22	21	23	23	27	43	45	49
云南	10	33	48	34	36	37	37	37	40	41	51	54
西藏	1	1	2	1	2	2	2	2	2	3	2	4
陕西	20	33	32	31	32	34	36	46	46	48	48	50
甘肃	5	15	12	17	26	25	28	28	31	36	37	37
青海	7	7	7	11	8	7	10	10	10	11	14	14
宁夏	3	4	5	6	6	5	4	4	4	4	5	8
新疆	12	16	15	18	20	20	18	18	18	19	20	23

数据来源：根据《2004—2015年中国卫生统计年鉴》整理

附表 3　各省 2003—2014 年 500 床位及以上医院机构情况

单位：家

省份	2003年	2004年	2005年	2006年	2007年	2008年	2009年	2010年	2011年	2012年	2013年	2014年
总计	870	958	1 024	1 095	1 208	1 395	1 596	1 787	2 015	2 360	2 640	2 873
北京	41	43	50	51	57	62	62	63	62	64	64	69
天津	17	20	21	23	24	24	26	29	29	30	33	34
河北	32	37	42	44	49	56	70	77	84	98	116	82
山西	21	26	24	30	33	38	39	38	41	46	51	53
内蒙古	14	17	18	20	21	27	27	29	30	37	42	47
辽宁	73	77	78	75	84	86	90	97	106	117	127	139
吉林	26	26	26	30	28	37	43	45	47	51	53	55
黑龙江	31	34	36	39	44	53	54	57	63	69	73	78
上海	44	46	51	53	53	56	58	61	62	63	68	72
江苏	48	57	66	78	84	102	115	124	140	153	167	180
浙江	50	57	60	63	68	73	85	98	103	116	122	130
安徽	25	28	32	35	42	51	62	72	80	95	107	119
福建	20	24	24	26	27	31	38	46	52	61	72	77
江西	17	19	21	20	24	30	34	37	46	57	67	75
山东	64	78	84	92	100	125	137	161	178	210	221	223
河南	45	45	44	53	64	75	104	117	133	163	192	207

续 表

省份	2003年	2004年	2005年	2006年	2007年	2008年	2009年	2010年	2011年	2012年	2013年	2014年
湖北	55	55	52	50	55	60	68	76	96	116	136	151
湖南	29	33	37	39	43	50	64	73	95	123	137	164
广东	56	62	67	73	82	92	110	131	152	168	177	202
广西	29	29	31	31	33	37	39	47	51	65	76	81
海南	5	5	5	5	6	6	7	9	10	10	12	12
重庆	11	11	11	13	15	16	23	29	39	50	52	59
四川	34	35	38	40	43	51	66	79	98	131	159	166
贵州	12	17	17	18	19	19	23	25	29	35	49	59
云南	19	18	21	22	26	34	37	43	47	60	67	73
西藏	0	0	0	0	0	2	1	1	1	0	1	1
陕西	16	18	26	26	31	41	43	47	49	66	75	83
甘肃	16	16	17	19	21	24	28	29	32	40	51	57
青海	2	2	3	3	3	3	4	5	7	7	10	11
宁夏	4	5	5	5	6	7	8	9	9	11	12	12
新疆	14	18	17	19	23	27	31	33	44	48	51	54

数据来源:根据《2004—2015年中国卫生统计年鉴》整理

单位：人

附表 4　各省 2003—2014 年卫生技术人员

省份	2003 年	2004 年	2005 年	2006 年	2007 年	2008 年	2009 年	2010 年	2011 年	2012 年	2013 年	2014 年
北京	112 043	116 638	119 943	126 903	139 706	150 411	161 139	171 326	181 936	196 234	203 741	213 245
天津	60 795	60 521	61 085	62 057	63 579	65 161	67 930	70 460	73 318	77 076	81 083	84 880
河北	216 962	223 745	229 696	234 133	243 209	247 451	268 049	292 157	301 672	314 933	333 032	351 513
山西	143 810	147 561	146 671	149 371	145 162	159 591	186 310	193 891	191 416	199 601	203 385	209 474
内蒙古	101 153	101 730	102 587	102 336	105 790	109 727	134 988	125 831	131 603	139 876	148 202	154 483
辽宁	210 705	212 644	209 346	216 457	215 491	217 904	226 425	232 079	235 623	246 808	254 692	256 284
吉林	128 638	128 732	125 702	128 471	125 776	127 905	132 554	138 393	139 010	144 065	145 934	151 427
黑龙江	149 964	149 274	150 657	151 916	158 726	161 939	175 319	192 048	195 029	201 155	207 601	212 207
上海	102 211	101 661	103 479	109 009	120 903	127 471	132 826	137 131	140 740	147 807	157 109	164 054
江苏	242 586	250 134	257 137	275 368	286 482	291 125	308 981	328 243	350 544	395 961	428 894	458 503
浙江	173 010	185 376	198 148	214 622	228 425	242 908	266 254	288 481	306 922	329 565	352 466	375 902
安徽	152 665	157 993	159 788	169 181	174 724	187 770	208 584	211 539	217 591	236 188	253 532	268 039
福建	96 902	100 502	100 945	106 586	94 563	103 341	130 809	142 916	158 791	176 074	197 545	206 516
江西	115 036	118 196	115 986	119 761	126 598	139 764	150 741	158 007	165 938	179 705	190 092	201 362
山东	308 123	320 918	323 759	336 669	340 519	375 817	414 971	448 861	481 738	530 082	596 987	603 785
河南	278 656	284 231	289 157	300 712	297 854	309 923	359 891	372 818	396 300	428 508	468 536	494 815
湖北	207 860	213 805	215 037	217 950	227 116	233 823	246 985	255 793	268 122	288 695	309 343	335 583

续 表

省份	2003 年	2004 年	2005 年	2006 年	2007 年	2008 年	2009 年	2010 年	2011 年	2012 年	2013 年	2014 年
湖南	212 126	208 948	212 483	204 011	220 578	232 084	253 547	269 219	282 511	296 857	323 082	341 404
广东	273 620	283 351	297 334	332 829	360 656	384 134	421 325	454 799	485 585	518 414	553 728	583 009
广西	118 181	125 455	129 151	133 924	145 579	155 620	172 910	189 554	204 011	220 761	240 892	258 599
海南	29 083	29 859	30 056	30 787	32 545	33 875	37 857	39 520	43 295	45 060	48 108	50 580
重庆	77 449	77 516	78 780	79 805	83 650	88 744	100 008	111 079	120 151	131 658	142 133	154 278
四川	240 898	236 035	236 028	240 444	255 332	267 591	303 051	325 608	352 259	389 440	426 988	451 938
贵州	77 557	76 699	81 723	82 324	85 282	89 313	96 753	103 954	113 801	129 772	155 905	169 963
云南	112 396	113 871	118 429	121 424	123 732	126 237	135 207	143 139	150 982	166 764	193 217	208 905
西藏	8 287	8 569	8 913	8 895	8 069	9 435	10 115	10 083	10 782	9 336	11 638	12 882
陕西	134 732	134 591	136 550	139 065	141 687	148 328	171 840	181 438	197 173	216 293	239 054	252 611
甘肃	82 306	81 932	83 016	85 581	85 348	87 633	91 255	98 865	105 908	111 609	118 089	126 396
青海	19 822	19 637	19 518	20 119	20 337	21 745	24 044	24 909	27 520	29 311	32 431	33 936
宁夏	23 126	22 897	22 817	23 591	25 521	26 415	28 428	29 962	31 983	34 250	37 288	39 800
新疆	95 769	99 788	96 266	99 839	104 671	106 853	116 028	124 055	130 604	136 691	145 851	153 417

数据来源：根据《2004—2015年中国卫生统计年鉴》整理

附表 5　各省 2003—2014 年执业（助理）医师

单位：人

省份	2003 年	2004 年	2005 年	2006 年	2007 年	2008 年	2009 年	2010 年	2011 年	2012 年	2013 年	2014 年
北京	47 819	49 091	50 642	52 795	55 285	59 053	62 853	66 163	69 747	74 380	77 114	79 949
天津	25 808	25 208	24 996	25 266	26 045	25 890	27 590	28 892	29 831	30 690	32 059	33 340
河北	97 141	101 070	105 582	106 086	108 224	109 968	124 127	133 994	136 801	142 989	150 144	157 725
山西	66 778	68 294	66 689	68 145	64 661	72 259	84 705	88 007	84 818	87 319	88 182	89 835
内蒙古	49 344	50 177	50 308	50 409	48 403	49 542	69 197	56 245	57 145	59 528	62 055	62 182
辽宁	92 835	92 265	91 519	94 321	90 631	90 714	95 678	96 862	97 744	100 972	103 344	101 636
吉林	57 016	58 257	56 411	59 060	56 960	57 523	60 152	62 050	59 581	61 400	61 998	63 234
黑龙江	63 876	63 974	65 135	64 895	66 984	66 771	74 178	80 282	76 780	78 589	80 475	81 371
上海	44 136	43 775	43 956	45 511	48 855	51 047	53 024	53 009	53 751	55 797	57 944	61 202
江苏	103 428	106 060	108 700	114 590	118 814	119 461	125 220	128 943	134 683	157 902	169 641	178 551
浙江	79 310	83 052	88 050	94 524	98 016	101 893	113 852	120 440	124 497	129 973	138 279	145 725
安徽	62 112	64 483	66 102	69 421	69 132	73 826	84 778	86 511	84 696	92 061	98 613	103 742
福建	41 252	43 586	44 314	46 051	40 114	43 013	55 066	58 630	62 484	66 740	72 642	75 324
江西	48 219	50 084	49 701	51 436	51 828	55 187	59 325	61 887	62 839	67 077	70 251	74 647
山东	132 372	138 314	140 628	146 391	147 162	159 809	176 193	185 164	186 034	200 465	231 754	230 883
河南	106 363	109 367	111 134	115 481	115 900	119 316	150 990	154 801	156 664	167 608	180 600	189 335
湖北	86 969	89 852	89 507	90 149	92 242	92 037	97 869	99 542	102 094	109 149	117 191	126 123

续 表

省份	2003年	2004年	2005年	2006年	2007年	2008年	2009年	2010年	2011年	2012年	2013年	2014年
湖南	90 507	89 934	92 073	87 853	92 527	96 305	105 790	110 444	112 630	116 440	127 241	133 372
广东	108 677	113 266	118 023	130 551	138 293	144 467	161 401	174 536	186 161	198 966	210 306	216 799
广西	50 155	53 390	54 563	56 661	58 160	60 825	66 813	70 816	74 153	78 043	83 310	86 525
海南	11 850	12 111	11 811	12 195	12 587	12 850	14 117	14 456	15 527	15 525	16 725	17 609
重庆	36 426	36 603	37 321	37 511	38 718	39 415	44 627	47 969	49 571	51 990	55 141	58 084
四川	115 797	113 126	113 697	114 694	117 155	121 851	138 685	145 194	153 795	162 877	173 890	179 523
贵州	36 911	36 856	40 928	41 147	37 873	38 830	41 465	43 389	45 415	49 179	55 959	57 845
云南	52 967	53 248	55 837	56 476	56 586	57 276	60 509	63 306	64 684	68 466	74 860	75 426
西藏	4 299	4 356	4 593	4 310	3 853	4 376	4 552	4 469	4 175	4 043	5 176	5 609
陕西	60 294	59 683	60 316	60 566	59 313	58 264	69 745	66 040	65 740	69 471	74 397	76 460
甘肃	35 094	34 451	35 246	36 018	35 144	36 176	37 646	39 331	40 870	42 956	44 887	47 681
青海	9 099	8 635	8 478	8 575	8 713	9 414	10 221	10 564	11 396	11 918	13 239	12 953
宁夏	10 666	10 698	10 586	10 991	11 185	11 444	12 088	12 267	12 258	13 011	14 317	15 023
新疆	40 437	43 053	41 426	42 775	43 551	43 456	46 750	49 056	49 530	50 540	53 020	54 805

数据来源：根据《2004—2015 年中国卫生统计年鉴》整理

附表 6　各省 2003—2014 年注册护士

单位：人

省份	2003 年	2004 年	2005 年	2006 年	2007 年	2008 年	2009 年	2010 年	2011 年	2012 年	2013 年	2014 年
北京	39 875	41 557	42 897	45 647	50 955	55 411	61 709	67 332	72 812	79 534	83 879	88 488
天津	19 633	19 585	19 606	20 010	21 325	21 979	23 089	24 199	25 814	27 621	29 715	31 577
河北	50 992	53 573	54 456	57 952	65 714	69 038	74 699	87 351	93 520	101 988	111 526	121 845
山西	39 297	40 962	42 138	44 694	44 628	48 765	57 260	62 628	64 810	70 337	74 849	79 055
内蒙古	25 566	26 517	27 052	27 601	29 732	31 459	35 414	38 251	42 494	46 774	52 358	56 723
辽宁	71 890	72 751	72 912	76 796	78 172	80 470	84 498	88 882	91 912	98 036	103 409	105 828
吉林	40 076	39 546	38 917	40 267	40 615	41 066	42 406	45 776	47 938	50 975	52 715	57 433
黑龙江	44 989	44 768	45 015	45 542	48 629	51 353	55 853	62 759	66 144	70 073	73 974	77 720
上海	37 894	38 112	39 379	42 216	46 771	48 758	52 271	55 866	58 885	63 245	67 939	71 929
江苏	73 508	76 975	80 543	85 955	94 630	100 736	111 039	122 509	135 602	155 247	174 158	188 767
浙江	49 298	54 874	60 259	66 615	71 944	78 284	88 144	99 610	109 275	121 313	132 705	145 141
安徽	42 306	45 048	47 329	50 392	55 081	60 856	69 959	77 317	84 454	95 046	103 404	111 497
福建	31 545	32 687	34 197	35 910	33 833	37 760	47 860	53 511	62 463	71 124	79 929	85 664
江西	33 617	35 429	35 679	37 870	42 508	48 241	53 653	58 405	64 440	72 055	78 209	84 140
山东	90 204	96 114	97 886	103 843	109 596	122 866	139 610	156 692	170 968	191 721	240 078	245 711
河南	72 001	74 739	77 132	82 850	90 187	96 571	112 181	121 384	137 124	156 041	176 534	191 117
湖北	63 684	66 214	69 442	70 608	76 868	80 614	87 334	93 844	102 114	115 745	127 871	144 109

续 表

省份	2003年	2004年	2005年	2006年	2007年	2008年	2009年	2010年	2011年	2012年	2013年	2014年
湖南	58 235	57 820	59 640	58 187	66 543	72 551	83 159	92 346	101 867	112 906	125 696	136 247
广东	88 536	92 287	98 791	114 445	128 037	135 922	153 391	167 882	182 660	199 534	217 629	233 483
广西	40 713	43 286	44 596	46 756	51 704	55 992	62 798	70 243	76 506	85 515	94 814	103 955
海南	9 875	10 511	10 860	11 508	12 444	13 212	15 225	16 319	18 200	19 432	20 892	22 383
重庆	20 405	20 249	20 842	21 269	23 933	26 799	31 881	37 611	42 765	49 823	55 460	62 739
四川	59 494	60 871	61 231	63 730	73 456	77 892	91 164	104 886	121 266	139 810	158 457	175 520
贵州	21 844	21 602	23 538	23 641	26 503	28 642	31 984	36 165	41 589	48 646	58 666	67 204
云南	35 647	36 540	38 001	39 837	41 040	42 011	46 329	49 408	52 315	60 755	73 305	82 823
西藏	1 756	1 849	1 896	2 000	1 798	1 920	2 007	1 988	2 140	1 732	2 397	2 715
陕西	37 183	37 476	38 499	40 703	42 515	46 918	54 836	61 816	70 225	79 390	89 551	97 221
甘肃	22 400	22 283	22 405	22 985	24 014	24 950	26 578	29 868	33 673	37 202	40 954	45 472
青海	5 940	6 200	6 418	6 739	6 841	7 280	7 833	8 339	9 660	10 026	11 492	12 750
宁夏	7 274	7 100	7 376	7 652	8 579	8 897	9 856	10 341	11 625	12 504	13 978	15 096
新疆	30 282	30 908	30 657	32 119	34 662	36 084	40 798	44 543	48 760	52 449	56 578	59 792

数据来源：根据《2004—2015年中国卫生统计年鉴》整理

附表 7　各省 2009—2014 年医疗卫生机构门诊服务

单位：人次

省份	2009 年	2010 年	2011 年	2012 年	2013 年	2014 年
总计	5 487 671 412	5 837 615 842	6 271 226 278	6 888 329 138	7 314 009 678	7 601 866 343
东部	2 709 386 794	2 907 655 205	3 147 457 186	3 476 499 796	3 711 504 911	3 877 059 659
中部	1 432 461 067	1 520 859 333	1 638 068 645	1 787 703 199	1 884 698 887	1 973 448 422
西部	1 345 823 551	1 409 101 304	1 485 700 447	1 624 126 143	1 717 805 880	1 751 358 262
北京	134 794 350	146 370 535	161 728 305	185 297 479	204 663 805	213 599 178
天津	64 396 487	74 971 541	86 906 788	96 077 236	105 327 145	115 775 100
河北	294 395 550	313 177 140	335 411 546	367 916 165	393 093 919	412 894 081
山西	105 127 044	109 031 599	109 464 383	119 006 665	124 864 189	127 674 055
内蒙古	79 540 764	83 953 036	87 800 819	93 340 871	98 828 476	100 336 312
辽宁	140 687 837	147 090 100	154 400 472	175 255 041	178 380 704	184 512 966
吉林	82 302 376	86 136 909	89 831 148	97 428 078	102 045 935	106 349 360
黑龙江	96 091 106	105 098 901	105 729 867	115 285 849	120 940 915	120 844 594
上海	184 093 440	200 399 498	210 629 305	220 859 433	234 066 344	250 597 123
江苏	363 739 960	384 655 571	406 837 180	450 546 481	494 401 226	525 785 762
浙江	335 725 940	360 997 973	408 862 250	451 911 194	475 263 495	504 249 625
安徽	193 717 749	198 541 635	204 303 899	234 915 352	254 743 420	262 820 439
福建	156 292 643	164 074 506	175 181 563	192 031 190	203 956 273	212 119 356
江西	153 108 117	156 378 218	178 937 053	189 724 177	198 526 885	210 871 031

续表

省份	2009 年	2010 年	2011 年	2012 年	2013 年	2014 年
山东	449 282 486	480 244 146	517 942 116	582 646 870	622 079 035	631 266 197
河南	389 228 902	418 776 228	464 965 269	496 552 408	518 604 412	549 630 611
湖北	218 301 879	239 204 290	267 984 254	305 791 226	320 597 308	344 751 784
湖南	194 583 894	207 691 553	216 852 772	228 999 444	244 375 823	250 506 548
广东	554 704 901	602 106 884	652 532 340	714 918 028	757 794 438	780 947 749
广西	185 331 727	195 837 763	205 285 704	231 892 032	249 698 807	249 326 114
海南	31 273 200	33 567 311	37 025 321	39 040 679	42 478 527	45 312 522
重庆	112 552 264	116 239 434	125 215 307	133 049 766	139 099 534	137 979 802
四川	351 882 902	361 729 527	389 125 909	424 388 851	435 486 086	445 206 023
贵州	96 643 285	102 808 822	108 106 958	115 151 333	126 624 108	130 160 314
云南	166 115 747	176 132 390	180 248 724	200 092 496	211 198 345	218 902 301
西藏	10 094 748	9 591 920	10 502 419	10 123 668	11 784 297	13 130 998
陕西	136 391 749	143 316 703	146 659 544	160 523 540	171 916 585	175 084 631
甘肃	91 165 870	100 447 867	107 000 739	119 205 625	123 929 555	123 287 048
青海	17 840 190	18 760 929	20 826 836	21 340 691	22 035 260	22 534 190
宁夏	24 524 239	25 910 262	28 123 628	31 151 686	33 385 282	35 620 816
新疆	73 740 066	74 372 651	76 803 860	83 865 584	93 819 545	99 789 713

数据来源：根据《2010—2015 年中国卫生统计年鉴》整理

附表 8　各省 2009—2014 年医疗卫生机构健康体检服务

单位：人次

省份	2009 年	2010 年	2011 年	2012 年	2013 年	2014 年
总计	229 935 773	287 052 062	343 695 968	367 026 769	388 325 749	373 055 601
东部	123 552 941	138 303 418	148 709 809	157 526 053	164 174 107	169 228 560
中部	55 616 136	76 019 168	98 361 617	106 150 072	125 420 081	105 773 052
西部	50 766 696	72 729 476	96 624 542	103 350 644	98 731 561	98 053 989
北京	7 456 751	7 585 768	7 029 213	5 423 137	5 600 322	5 941 010
天津	2 275 383	2 613 973	2 518 779	2 858 481	3 608 237	3 890 557
河北	16 647 750	12 297 487	14 006 073	15 056 518	15 006 679	14 102 836
山西	5 339 839	7 316 659	8 566 436	8 743 317	29 280 141	7 880 264
内蒙古	4 061 179	5 889 708	5 712 733	5 623 260	5 294 066	5 334 157
辽宁	5 370 309	5 941 855	6 959 120	8 044 780	8 983 342	10 504 484
吉林	2 486 382	4 069 933	3 783 944	4 384 017	4 133 733	4 175 443
黑龙江	3 961 851	5 445 717	6 008 730	6 867 418	5 926 037	5 978 442
上海	5 442 161	5 913 171	6 139 596	6 302 523	6 769 387	6 525 530
江苏	17 006 867	20 175 554	22 642 030	23 093 255	26 000 335	27 304 127
浙江	18 079 995	19 744 374	19 722 328	20 725 763	22 030 692	22 597 352
安徽	8 507 947	10 252 146	12 464 498	13 783 655	13 335 723	13 281 508
福建	6 019 449	7 525 068	8 525 327	9 112 276	9 396 176	9 433 210
江西	5 147 362	7 126 597	10 459 351	11 815 093	11 340 501	11 612 553

续表

省份	2009年	2010年	2011年	2012年	2013年	2014年
山东	17 189 264	25 115 705	26 052 055	28 845 809	28 097 802	28 007 615
河南	10 944 047	16 834 430	24 663 121	26 646 053	28 073 000	29 492 363
湖北	10 311 599	12 934 010	15 739 161	17 323 177	17 313 667	17 291 258
湖南	8 917 109	12 039 676	16 676 376	16 587 342	16 017 279	16 061 221
广东	27 254 314	30 183 472	33 770 813	36 579 613	37 048 478	39 302 701
广西	5 569 683	9 511 298	12 927 402	14 175 698	13 342 444	13 910 281
海南	810 698	1 206 991	1 344 475	1 483 898	1 632 657	1 619 138
重庆	3 698 466	5 115 447	6 873 353	7 588 179	6 847 486	7 202 475
四川	12 414 231	18 954 997	28 161 965	29 465 690	27 388 515	27 264 658
贵州	3 495 160	6 280 218	9 683 295	9 330 080	8 550 186	7 918 794
云南	5 088 498	6 842 197	8 016 781	9 444 740	8 910 046	9 020 933
西藏	110 182	145 231	278 781	724 601	906 018	1 153 667
陕西	6 583 837	7 326 081	7 993 015	7 989 278	8 273 391	7 828 900
甘肃	3 819 095	5 479 771	8 221 823	9 294 995	8 873 803	8 553 767
青海	829 135	1 299 713	1 691 919	1 540 806	1 776 668	1 691 543
宁夏	1 853 954	1 722 295	2 113 231	2 443 400	2 663 837	2 240 767
新疆	3 243 276	4 162 520	4 950 244	5 729 917	5 905 101	5 934 047

数据来源：根据《2010—2015年中国卫生统计年鉴》整理

附表9　各省2009—2014年医疗卫生机构住院服务

单位：人次

省份	2009年	2010年	2011年	2012年	2013年	2014年
北京	1 713 736	1 832 009	2 008 002	2 250 095	2 463 102	2 698 052
天津	1 033 737	1 093 004	1 177 326	1 321 499	1 359 137	1 486 666
河北	6 878 378	7 358 994	7 759 942	8 696 025	9 225 251	9 806 432
山西	2 856 359	2 900 801	3 049 891	3 490 607	3 670 053	3 912 808
内蒙古	1 990 017	2 164 149	2 296 785	2 586 255	2 836 223	3 004 669
辽宁	4 228 667	4 471 302	4 799 737	5 504 358	5 950 907	6 351 546
吉林	2 308 301	2 473 467	2 668 825	3 024 452	3 077 151	3 355 237
黑龙江	3 437 828	3 731 748	3 701 318	4 200 879	4 712 166	4 895 691
上海	2 147 585	2 324 635	2 471 545	2 767 289	2 910 404	3 185 533
江苏	6 806 052	7 427 514	8 303 894	9 528 969	10 536 853	11 520 434
浙江	4 512 949	4 993 741	5 517 418	6 263 527	6 895 225	7 562 762
安徽	5 510 513	5 511 196	5 984 600	7 116 535	7 625 812	8 213 618
福建	3 874 904	4 022 501	4 399 954	5 101 566	5 276 703	5 337 142
江西	5 017 162	5 000 817	5 611 493	6 578 688	6 886 646	6 966 492
山东	10 037 590	11 066 723	12 037 193	13 974 795	14 148 389	15 018 236
河南	9 561 254	10 278 304	10 889 367	12 731 364	13 273 962	14 471 027
湖北	5 887 011	6 495 685	7 137 293	8 620 798	9 523 566	10 534 537

续表

省份	2009 年	2010 年	2011 年	2012 年	2013 年	2014 年
湖南	7 302 793	7 978 040	9 107 481	10 534 202	11 607 476	12 266 254
广东	9 290 300	10 263 450	10 860 000	12 157 959	12 975 612	13 928 432
广西	5 573 445	5 901 975	5 938 577	6 995 176	8 187 500	8 327 839
海南	618 410	699 815	768 057	841 516	909 505	970 976
重庆	3 157 332	3 366 488	3 701 313	4 497 381	5 071 511	5 513 272
四川	10 500 981	10 583 255	11 248 801	13 831 118	14 518 489	15 087 855
贵州	4 170 874	4 199 704	4 432 190	5 633 205	6 535 166	6 401 353
云南	4 293 560	4 836 023	5 154 381	6 211 754	6 750 288	7 285 484
西藏	160 361	167 373	161 223	145 468	194 693	229 261
陕西	3 430 974	3 698 450	4 074 924	4 979 226	5 473 718	5 956 741
甘肃	2 025 802	2 154 212	2 385 185	2 928 980	3 188 200	3 386 090
青海	523 162	548 176	639 717	759 556	823 265	864 753
宁夏	606 567	662 300	704 839	819 980	907 094	964 376
新疆	3 106 033	3 529 634	3 985 262	4 477 762	4 640 490	4 908 250

数据来源：根据《2010—2015 年中国卫生统计年鉴》整理

附表 10　各省 2003—2014 年人口规模

单位：万人

省份	2003 年	2004 年	2005 年	2006 年	2007 年	2008 年	2009 年	2010 年	2011 年	2012 年	2013 年	2014 年
北京	1 456	1 493	1 538	1 601	1 676	1 771	1 860	1 962	2 019	2 069	2 115	2 152
天津	1 011	1 024	1 043	1 075	1 115	1 176	1 228	1 299	1 355	1 413	1 472	1 517
河北	6 769	6 809	6 851	6 898	6 943	6 989	7 034	7 194	7 241	7 288	7 333	7 384
山西	3 314	3 335	3 355	3 375	3 393	3 411	3 427	3 574	3 593	3 611	3 630	3 648
内蒙古	2 386	2 393	2 403	2 415	2 429	2 444	2 458	2 472	2 482	2 490	2 498	2 505
辽宁	4 210	4 217	4 221	4 271	4 298	4 315	4 341	4 375	4 383	4 389	4 390	4 391
吉林	2 704	2 709	2 716	2 723	2 730	2 734	2 740	2 747	2 749	2 750	2 751	2 752
黑龙江	3 815	3 817	3 820	3 823	3 824	3 825	3 826	3 833	3 834	3 834	3 835	3 833
上海	1 766	1 835	1 890	1 964	2 064	2 141	2 210	2 303	2 347	2 380	2 415	2 426
江苏	7 458	7 523	7 588	7 656	7 723	7 762	7 810	7 869	7 899	7 920	7 939	7 960
浙江	4 857	4 925	4 991	5 072	5 155	5 212	5 276	5 447	5 463	5 477	5 498	5 508
安徽	6 163	6 228	6 120	6 110	6 118	6 135	6 131	5 957	5 968	5 988	6 030	6 083
福建	3 502	3 529	3 557	3 585	3 612	3 639	3 666	3 693	3 720	3 748	3 774	3 806
江西	4 254	4 284	4 311	4 339	4 368	4 400	4 432	4 462	4 488	4 504	4 522	4 542
山东	9 125	9 180	9 248	9 309	9 367	9 417	9 470	9 588	9 637	9 685	9 733	9 789
河南	9 667	9 717	9 380	9 392	9 360	9 429	9 487	9 405	9 388	9 406	9 413	9 436
湖北	5 685	5 698	5 710	5 693	5 699	5 711	5 720	5 728	5 758	5 779	5 799	5 816

续 表

省份	2003年	2004年	2005年	2006年	2007年	2008年	2009年	2010年	2011年	2012年	2013年	2014年
湖南	6 663	6 698	6 326	6 342	6 355	6 380	6 406	6 570	6 596	6 639	6 691	6 737
广东	8 963	9 111	9 194	9 442	9 660	9 893	10 130	10 441	10 505	10 594	10 644	10 724
广西	4 857	4 889	4 660	4 719	4 768	4 816	4 856	4 610	4 645	4 682	4 719	4 754
海南	811	818	828	836	845	854	864	869	877	887	895	903
重庆	2 803	2 793	2 798	2 808	2 816	2 839	2 859	2 885	2 919	2 945	2 970	2 991
四川	8 176	8 090	8 212	8 169	8 127	8 138	8 185	8 045	8 050	8 076	8 107	8 140
贵州	3 870	3 904	3 730	3 690	3 632	3 596	3 537	3 479	3 469	3 484	3 502	3 508
云南	4 376	4 415	4 450	4 483	4 514	4 543	4 571	4 602	4 631	4 659	4 687	4 714
西藏	272	276	280	285	289	292	296	300	303	308	312	318
陕西	3 672	3 681	3 690	3 699	3 708	3 718	3 727	3 735	3 743	3 753	3 764	3 775
甘肃	2 537	2 541	2 545	2 547	2 548	2 551	2 555	2 560	2 564	2 578	2 582	2 591
青海	534	539	543	548	552	554	557	563	568	573	578	583
宁夏	580	588	596	604	610	618	625	633	639	647	654	662
新疆	1 934	1 963	2 010	2 050	2 095	2 131	2 159	2 185	2 209	2 233	2 264	2 298

数据来源:根据《2004—2015年中国统计年鉴》整理

附表 11　超效率模型计算结果（一）

省份	2009 年				2010 年				2011 年			
	TE	ETE	SE	RTS	TE	ETE	SE	RTS	TE	ETE	SE	RTS
北京	0.701 5	0.708 6	0.990 0	IRS	0.739 9	0.746 5	0.991 2	IRS	0.800 5	0.806 9	0.992 1	IRS
天津	0.680 3	0.721 8	0.942 4	IRS	0.737 2	0.776 3	0.949 7	IRS	0.829 5	0.874 0	0.949 2	IRS
河北	0.849 7	0.858 3	0.989 9	DRS	0.832 7	0.842 3	0.988 6	DRS	0.855 0	0.867 4	0.985 8	DRS
山西	0.488 1	0.490 2	0.995 6	IRS	0.472 1	0.472 4	0.999 4	IRS	0.487 5	0.488 0	0.998 9	DRS
辽宁	0.544 9	0.549 9	0.991 0	DRS	0.548 5	0.555 9	0.986 7	DRS	0.566 8	0.573 0	0.989 2	DRS
内蒙古	0.568 0	0.580 6	0.978 3	IRS	0.573 2	0.584 8	0.980 3	IRS	0.569 0	0.577 3	0.985 7	IRS
吉林	0.532 4	0.536 9	0.991 7	IRS	0.536 3	0.539 3	0.994 3	IRS	0.554 5	0.555 5	0.999 1	IRS
黑龙江	0.540 0	0.540 2	0.999 7	DRS	0.537 1	0.540 4	0.993 8	DRS	0.520 9	0.526 3	0.989 7	DRS
上海	0.907 3	0.911 1	0.995 9	IRS	0.956 7	0.960 0	0.996 6	IRS	0.979 7	0.982 6	0.997 1	IRS
江苏	0.849 1	0.862 8	0.984 1	DRS	0.852 9	0.867 4	0.983 2	DRS	0.857 7	0.874 9	0.980 4	DRS
浙江	0.928 8	0.929 1	0.999 7	DRS	0.925 3	0.927 0	0.998 3	DRS	0.988 8	0.990 1	0.998 7	DRS
安徽	0.793 3	0.797 9	0.994 3	DRS	0.775 7	0.782 7	0.991 1	DRS	0.788 0	0.795 0	0.991 1	DRS
福建	0.969 0	0.979 6	0.989 2	IRS	0.929 2	0.937 6	0.991 0	IRS	0.909 7	0.916 3	0.992 8	IRS
江西	0.993 9	1.010 6	0.983 5	IRS	0.933 4	0.939 9	0.993 0	IRS	0.987 3	0.990 1	0.997 2	IRS
山东	0.827 7	0.850 3	0.973 4	DRS	0.825 4	0.855 2	0.965 1	DRS	0.830 6	0.869 6	0.955 1	DRS
河南	0.859 5	0.871 3	0.986 5	DRS	0.884 2	0.907 4	0.974 5	DRS	0.906 6	0.935 0	0.969 7	DRS

续 表

省份	2009年				2010年				2011年			
	TE	ETE	SE	RTS	TE	ETE	SE	RTS	TE	ETE	SE	RTS
湖北	0.770 2	0.771 2	0.998 7	IRS	0.804 6	0.806 9	0.997 2	DRS	0.824 6	0.832 8	0.990 2	DRS
湖南	0.792 9	0.829 5	0.955 9	DRS	0.789 2	0.847 8	0.930 8	DRS	0.819 9	0.908 5	0.902 5	DRS
广东	1.009 3	1.012 0	0.997 4	IRS	0.995 0	0.995 6	0.999 5	DRS	0.988 6	0.991 1	0.997 5	DRS
广西	0.994 4	1.001 5	0.993 0	IRS	0.963 4	0.967 1	0.996 1	IRS	0.928 0	0.930 6	0.997 2	IRS
海南	0.716 8	0.838 3	0.855 1	IRS	0.719 2	0.825 3	0.871 4	IRS	0.721 8	0.816 4	0.884 1	IRS
重庆	0.928 8	0.933 3	0.995 1	IRS	0.874 7	0.876 1	0.998 3	IRS	0.875 4	0.875 4	0.999 6	IRS
四川	0.987 1	1.030 2	0.958 2	DRS	0.933 7	0.955 1	0.977 6	DRS	0.920 3	0.951 5	0.967 2	DRS
贵州	1.053 6	1.064 6	0.989 7	IRS	0.961 4	0.962 0	0.999 4	DRS	0.922 6	0.932 7	0.989 2	DRS
云南	0.964 9	0.967 8	0.997 0	IRS	0.982 5	0.985 1	0.997 4	IRS	0.966 5	0.968 1	0.998 3	IRS
西藏	0.684 2	1.053 0	0.649 8	IRS	0.666 7	0.979 5	0.680 7	IRS	0.662 7	0.866 1	0.765 2	IRS
陕西	0.655 1	0.658 6	0.994 6	IRS	0.660 2	0.662 8	0.996 0	IRS	0.649 6	0.651 5	0.997 2	IRS
甘肃	0.755 8	0.764 0	0.989 2	IRS	0.756 5	0.764 0	0.990 2	IRS	0.764 0	0.770 0	0.993 4	IRS
青海	0.660 3	0.808 5	0.816 7	IRS	0.659 8	0.780 8	0.845 0	IRS	0.674 6	0.778 1	0.867 0	IRS
宁夏	0.707 0	0.809 7	0.873 2	IRS	0.716 6	0.808 4	0.886 4	IRS	0.713 0	0.792 1	0.900 1	IRS
新疆	0.672 6	0.673 4	0.998 8	IRS	0.706 0	0.709 4	0.995 2	DRS	0.740 4	0.753 6	0.982 5	DRS
均值	0.786 7	0.819 8	0.962 8		0.782 2	0.811 6	0.965 7		0.793 7	0.820 6	0.967 8	

附表 12　超效率模型计算结果(二)

省份	2012年				2013年				2014年			
	TE	ETE	SE	RTS	TE	ETE	SE	RTS	TE	ETE	SE	RTS
北京	0.867 4	0.872 4	0.994 3	IRS	0.922 7	0.926 7	0.995 7	IRS	0.912 1	0.914 2	0.997 7	IRS
天津	0.851 7	0.889 9	0.957 0	IRS	0.857 2	0.887 2	0.966 1	IRS	0.895 3	0.921 1	0.972 0	IRS
河北	0.903 1	0.920 8	0.980 8	DRS	0.908 9	0.931 0	0.976 3	DRS	0.907 7	0.933 3	0.972 5	DRS
山西	0.521 1	0.522 8	0.996 7	DRS	0.530 4	0.534 0	0.993 2	DRS	0.540 2	0.544 1	0.992 8	DRS
辽宁	0.614 8	0.624 0	0.985 3	DRS	0.622 1	0.643 6	0.966 6	DRS	0.644 6	0.671 4	0.960 1	DRS
内蒙古	0.577 5	0.583 1	0.990 5	IRS	0.582 1	0.585 6	0.993 9	IRS	0.572 1	0.573 5	0.997 5	IRS
吉林	0.590 0	0.590 5	0.999 2	DRS	0.596 5	0.599 5	0.995 1	DRS	0.609 7	0.613 2	0.994 3	DRS
黑龙江	0.551 6	0.567 7	0.971 6	DRS	0.577 8	0.611 5	0.944 8	DRS	0.565 9	0.613 5	0.922 4	DRS
上海	0.978 2	0.980 1	0.998 1	IRS	0.975 3	0.976 1	0.999 2	IRS	1.037 8	1.038 9	0.998 9	IRS
江苏	0.852 0	0.873 4	0.975 5	DRS	0.863 3	0.891 7	0.968 2	DRS	0.867 8	0.900 5	0.963 7	DRS
浙江	1.006 4	1.018 5	0.988 2	DRS	0.984 4	0.985 0	0.999 3	DRS	0.984 3	0.985 9	0.998 3	DRS
安徽	0.846 7	0.855 5	0.989 8	DRS	0.852 2	0.861 8	0.989 0	DRS	0.846 5	0.862 5	0.981 4	DRS
福建	0.922 2	0.925 8	0.996 1	IRS	0.860 8	0.862 2	0.998 4	IRS	0.839 4	0.839 4	1.000 0	IRS
江西	0.970 3	0.984 8	0.985 2	DRS	0.956 7	0.976 8	0.979 4	DRS	0.930 5	0.943 0	0.986 7	DRS
山东	0.855 7	0.955 8	0.895 2	DRS	0.806 7	0.953 6	0.845 9	DRS	0.822 5	1.034 5	0.795 1	DRS
河南	0.922 6	0.963 4	0.957 6	DRS	0.880 9	0.940 5	0.936 6	DRS	0.892 7	0.986 0	0.905 4	DRS

续表

省份	2012年				2013年				2014年			
	TE	ETE	SE	RTS	TE	ETE	SE	RTS	TE	ETE	SE	RTS
湖北	0.885 3	0.895 0	0.989 2	DRS	0.876 0	0.892 6	0.981 4	DRS	0.877 3	0.903 2	0.971 3	DRS
湖南	0.855 4	0.980 6	0.872 4	DRS	0.861 7	1.004 9	0.857 5	DRS	0.830 5	0.994 8	0.834 8	DRS
广东	1.004 4	1.004 7	0.999 8	DRS	0.998 7	1.017	0.982 0	DRS	0.985 3	1.052 6	0.936 0	DRS
广西	0.972 8	0.974 8	0.998 0	IRS	1.011 7	1.055 1	0.958 8	DRS	0.944 9	0.969 8	0.974 3	DRS
海南	0.732 2	0.820 0	0.892 9	IRS	0.748 6	0.831 9	0.899 9	IRS	0.744 1	0.819 4	0.908 1	IRS
重庆	0.897 5	0.899 9	0.997 3	DRS	0.895 5	0.905 2	0.989 2	DRS	0.856 2	0.887	0.965 0	DRS
四川	0.950 5	1.039 0	0.914 8	DRS	0.899 3	1.001 9	0.897 6	DRS	0.873 0	1.034 2	0.844 2	DRS
贵州	1.007 0	1.026 0	0.981 5	DRS	0.966 0	1.011 9	0.954 6	DRS	0.867 7	0.917 8	0.945 4	DRS
云南	1.026 8	1.037 3	0.989 9	DRS	0.933 5	0.945 1	0.987 6	DRS	0.913 1	0.937 2	0.974 3	DRS
西藏	0.727 4	1.055 4	0.689 2	IRS	0.700 5	0.892 9	0.784 5	IRS	0.714 5	0.885 8	0.806 6	IRS
陕西	0.690 1	0.690 9	0.998 9	IRS	0.682 8	0.683 0	0.999 7	IRS	0.684 2	0.698 7	0.979 2	DRS
甘肃	0.825 8	0.831 8	0.992 8	IRS	0.829 0	0.832 5	0.995 8	IRS	0.793 1	0.793 8	0.999 1	IRS
青海	0.689 7	0.798 1	0.864 2	IRS	0.654 7	0.742 0	0.882 4	IRS	0.629 4	0.684 2	0.919 9	IRS
宁夏	0.755 8	0.831 8	0.908 6	IRS	0.745 8	0.809 6	0.921 3	IRS	0.752 6	0.813 6	0.925 0	IRS
新疆	0.792 8	0.811 2	0.977 4	DRS	0.785 9	0.803 4	0.978 3	DRS	0.797 9	0.816 6	0.977 1	DRS
均值	0.827 3	0.865 3	0.959 0		0.818 3	0.857 9	0.955 4		0.810 7	0.857 5	0.948 4	

参 考 文 献

[1] 李志建,马进. 中国省际间卫生资源利用效率的实证研究[J]. 科技管理研究,2012,32(05):77 - 81.

[2] 张钧,郑晓瑛. 中国城乡老年健康及照料状况研究[J]. 人口与发展,2010,16(06):60 - 66.

[3] 中共中央办公厅. 国民经济和社会发展第九个五年计划国家规划[DB/OL]. [2016 - 04 - 15]. http://www. people. com. cn/GB/Shizheng/252/4465/4466/20010228/405435. html.

[4] 中共中央办公厅. 国民经济和社会发展第十个五年计划[DB/OL]. [2016 - 04 - 15]. 国家规划. http://www. npc. gov. cn/wxzl/gongbao/2001 - 03/19/content_5134505. htm.

[5] 中共中央办公厅,国务院办公厅. 2006—2020 年国家信息化发展战略[DB/OL]. [2016 - 04 - 05]. http://www. gov. cn/gongbao/content/2006/content_315999. html.

[6] 工业和信息化部. 信息化发展规划[DB/OL],http://www. miit. gov. cn/n11293472/n11293832/n11293907/n11368223/15671322. html. 2013. 10. 24,2016. 4. 15

[7] 卫生部,全国卫生信息化发展规划纲要 2003 - 2010 年[DB/OL]. [2016 - 04 - 15]. http://www. moh. gov. cn/open/tjxxzx/wsxxh/1200304140011. htm.

[8] 国务院. 卫生事业"十二五"规划[DB/OL]. [2016 - 04 - 15]. http://www. gov. cn/zwgk/2012 - 10/19/content_2246908. htm.

[9] 国务院办公厅. 全国医疗卫生服务体系规划纲要 2015—2020 年[DB/OL]. [2016 - 04 - 15]http://www. gov. cn/xinwen/2015 - 03/30/content_2840331. htm.

[10] BECK L B. The role of outcomes data in health care resource allocation [J]. Ear Hear 2000,21(4):89 - 96.

[11] ROBERTSON M C,DEVLIN N,GARDNER M, et al . Effectiveness and economic evaluation of a nurse delivered home exercise program to prevent falls : results of a randomized controlled trial [J]. British

Medical Journal,2001,322(7288):697 - 704 .

[12]　RICHTER A,BRANDEAU M L. An analysis of optimal resource allocation for HIV prevention among injection drug users and nonusers [J]. Med Decis Mak ,1999,19(2):167 - 179 .

[13]　MOONEY G. Economics, medicine and health care[M]. 2nd ed. Europe: Prentice Hall, 1992.

[14]　CULYER A J, VAN DOORSLAER E, WAGSTAFF A. Comment: utilization as a measure of equity[J]. Health Economics,1992a;11(1): 93 - 98.

[15]　GRAND J L. Equity, health, and health care [J]. Social Justice Research, 1987, 1(1):257 - 274.

[16]　OLIVER A, MOSSIALOS E. Equity of access to health care: outlining the foundations for action. [J]. Epidemiology & Community Health, 2004, 58(8):655 - 658.

[17]　POLIKOWSKI M, SANTOS - EGGIMANN B. How comprehensive are the basic packages of health services? An international comparison of six health insurance systems[J]. Health Services Research and Policy, 2002,7(3):133 - 142.

[18]　BRADSHAW G, BRADSHAW P L. The equity debate within the British National Health Service[J]. Journal of Nursing Management, 1995,3(4):161 - 168.

[19]　MOONEY G. Vertical equity in health care resource allocation [J]. Health care analysis. 2000,8(3):203 - 215

[20]　CASTRO - LEAL F,DAYTON J, DEMERY L, et al. Public spending on health care in Africa: do the poor benefit? [J]. Bulletin of the World Health Organization, 2000,78(1):66 - 74.

[21]　CALVO A B,MARKS D H. Location of health care facilities: An analytical approach[J]. Socio - Economic Planning Sciences, 1973, 7 (5):407 - 422.

[22]　MOHAN J. Location-allocation models, social science and health service planning: an example from North East England[J] . Social Science and Medicine 1983,17(8): 493 - 499.

[23]　SCHWEIKHART S B, SMITH - DANIELS V L. Location and service mix decisions for a managed health care network[J]. Socio - Economic

Planning Sciences,1993,27(4):289 - 302.

[24] BRANAS C C, MACKENZIE E J, REVELLE C S. A trauma resource allocation model for ambulances and hospitals[J]. Health Services Reserarch, 2000,35 (2) : 489 - 507.

[25] HARPER P R, SHAHANI A K, GALLAGHER J E. Planning health services with explicit geographical considerations: a stochastic location-allocation approach[J]. Omega,2005,33(2):141 - 152.

[26] NDIAYE M, ALFARES H. Modeling health care facility location for moving population groups[J]. Computers and Operations Research, 2008,35(7):2154 - 2161.

[27] MURAWSKIA L, CHURCHB R L. Improving accessibility to rural health services: The maximal covering network improvement problem [J]. Socio - Economic Planning Sciences,2009,43(2):102 - 110.

[28] BROWN M C. Using gini - style indexes to evaluate the spatial patterns of health practitioners - theoretical considerations and an application based on alberta data[J]. Social Science & Medicine, 1994, 38(9): 1243 -1256.

[29] CHANG R K, HALFON N . Geographic distribution of pediatricians in the United States: an analysis of the fifty states and Washington, DC [J]. Pediatrics, 1997, 100(2Pt1):172 - 179.

[30] THEODORAKIS P N, MANTZAVINIS G D, RRUMBULLAKU L, et al. Measuring health inequalities in Albania: a focus on the distribution of general practitioners[J]. Human Resources for Health, 2006,4(9613):693 - 695.

[31] BIDGOLI H H, BOGG L, HASSELBERG M. Pre-hospital trauma care resources for road traffic injuries in a middle-income country — a province based study on need and access in Iran[J]. Injury-international Journal of the Care of the Injured, 2011, 42(9):879 - 884.

[32] JARMAN B. Underprivileged areas: validation and distribution of scores[J]. British Medical Journal, 1984, 289(6458):1587 - 1592.

[33] SYAMA S S . A location-allocation model for service providers with application to not-for-profit health care organizations[J]. Omega,2010, 38(3 - 4): 157 - 166.

[34] MITROPOULOSA P, MITROPOULOSA I, GIANNIKOSB I.

Combining DEA with location analysis for the effective consolidation of services in the health sector[J]. Computers and Operations Research, 2013,40(9):2241 - 2250.

[35] PHILLIMORE P ,BEATTIE A ,TOWNSEND P . Widening inequality of health in northern England, 1981 - 1991[J]. Bmj Clinical Research, 1994, 308(6937):1125 - 1128.

[36] ASANTE A D, ZWI A B, HO M T. Equity in resource allocation for health: a comparative study of the Ashanti and Northern Regions of Ghana[J]. Health Policy, 2006, 78(78):135 - 148.

[37] MCINTYRE D, MUIRHEAD D,GILSON L. Geographic patterns of deprivation in south Africa: informing health equity analyses and public resource allocation strategies[J]. Health Policy and Planning,2002,17 (suppl 1):30 - 39.

[38] JACOBS R, SMITH P, STREET A. Measuring efficiency in health care: analytic techniques and health policy[M]. Cambridge University Press, 2006.

[39] HOLLINGSWORTH B, DAWSON P J, MANIADAKIS N. Efficiency measurement of health care: a review of non - parametric methods and applications[J]. Health Care Management Science, 1999, 2(3):161 - 172.

[40] HOLLINGSWORTH B. Non-parametric and parametric applications measuring efficiency in health care. [J]. Health Care Management Science, 2003, 6(4):203 - 218.

[41] PELONE F, KRINGOS D S, ROMANIELLO A, et al. Primary care efficiency measurement using data envelopment analysis: a systematic review[J]. Journal of Medical Systems, 2015, 39(1):1 - 14.

[42] KIADALIRI A A, JAFARI M, GERDTHAM U G. Frontier-based techniques in measuring hospital efficiency in Iran: a systematic review and meta-regression analysis[J]. Bmc Health Services Research, 2013, 13(1):1 - 11.

[43] PEDRAMS, MAIWENN J A. Revisiting the decision rule of cost-effectiveness analysis under certainty and uncertainty[J]. Social Science and Medicine, 2003, 57(6):969 - 974.

[44] PEDRAMS, MAIWENN J A, AMIRAMS, et al. Optimizing a

portfolio of health care programs in the presence of uncertainty and constrained resources[J]. Social Science and Medicine,2003,57(11): 2207 - 2215.

[45] LEUNG S C H ,TSANG S S,NG W L. A robust optimization model for multi-site production planning problem in an uncertain environment [J] . European Journal of Operational Research 2007,181(1):224 - 238.

[46] MCKENNAC,CHALABIZ, EPSTEIN D, et al. Budgetary policies and available actions: a generalisation of decision rules for allocation and research decisions[J] . Health Economics 2010,29(1):170 - 181.

[47] 王风. 我国卫生资源分配问题浅析[J]. 中国卫生经济,1986,1(1):53 - 54.

[48] 董振贵. 医疗卫生资源分配的医学伦理要求[J]. 中国医院管理,1987,7 (3):15 - 19.

[49] 张元禄,李一明. 试论我国卫生资源合理分配和最优使用[J]. 中国卫生 经济,1988,2(5):49 - 50.

[50] 王风. 卫生资源配置理论研究[J]. 中国卫生经济,1990,4(10):4 - 6.

[51] 贺志忠. 卫生资源配置机制的探讨[J]. 中国卫生事业管理,1994,11 (10):514 - 516.

[52] 任茜. 中国城市卫生资源配置面临的挑战与对策[J]. 中国卫生经济, 1996,16(10):58 - 60.

[53] 刘兴柱 ,魏颖. 论卫生资源配置的倒三角[J]. 中国卫生经济,1996,16 (10):56 - 57.

[54] 雷海潮. 英国卫生资源管理改革的特点与资源配置状况[J]. 国外医学: 卫生经济分册, 1997 (3):125 - 127.

[55] 安建民,丁晓沧,许汉年. 英国卫生资源配置方法进展和评价[J]. 中国 社会医学杂志, 1997 (3):107 - 109.

[56] 雷海潮,胡善联. 瑞典卫生资源的配置状况及其改革取向[J]. 中国卫生 经济,1997,17(7):59 - 60.

[57] 李刚,王俊,杨涛,等. 英国卫生资源配置思想与我国卫生资源配置模式 的改革[J]. 中国卫生资源,1999,2(4):43 - 45.

[58] 饶克勤,陈育德. 关于制订卫生资源配置标准的几点建议[J]. 中国卫生 经济,1999,18(3):37 - 42.

[59] 凌莉,方积乾,汤泽群,等. 制订卫生资源配置标准应考虑的问题[J]. 中

国卫生经济,1999,18(3):43-44.

[60] 凌莉,方积乾,刘颜,等.卫生资源配置的区域分类标志值测算方法[J].中国卫生资源,2000,3(2):85-86.

[61] 王振川,孙稀昌,马进,等.黑龙江省区域卫生资源配置标准研究[J].中国卫生经济,2000,19(2):12-13.

[62] 石光.英美两国卫生资源配置的制度经济学解释[J].中国卫生经济,2005,24(11):51-53.

[63] 马进,孔巍,刘铭.卫生资源配置的经济学思考[J].中国卫生资源,2005,8(5):195-196.

[64] 王谦.医疗卫生资源配置的经济学分析[J].经济体制改革,2006(2):33-38.

[65] 蒲伟.基本卫生资源配置应坚持公平优先[J].中国医学伦理学,1997,8(8):29-30.

[66] 张斌.卫生资源分配中的效率与公平[J].山东医科大学学报(社会科学版),1999,37(4):14-16.

[67] 万慧进.缺失与重建:卫生资源配置与享用中效率与公平问题透视[J].浙江学刊,2000(6):137-141.

[68] 王谦.医疗卫生资源配置的经济学分析[J].经济体制改革,2006(2):33-38.

[69] 朱伟.卫生资源公平分配:权利的视角[J].伦理学研究,2009(1):89-95.

[70] 丁汉升,胡善联.我国卫生资源分布公平性研究[J].中国卫生事业管理,1994,11(2):105-107.

[71] 刘晓强,马材芳.江苏卫生资源地区分布公平性研究[J].卫生经济研究,1997,2:38-40.

[72] 王方刃,孙昌盛,陈松涛,等.福建省卫生资源分布公平性研究[J].中国卫生经济,1999,18(3):45-46.

[73] 凌莉,方积乾,汤泽群,等.广东省卫生资源分布公平性评价[J].中国卫生资源,2002,5(5):84-86.

[74] 宋沈超,罗实.贵州省卫生资源分布公平性研究[J].中国卫生经济,2003,22(2):33-34.

[75] 刘敬伟,王小万.湖南省卫生资源配置的公平性研究[J].中国卫生经济,2004,23(1):41-42.

[76] 龚向光,胡善联.卫生资源配置的公平性分析[J].中华医院管理杂志,

2005,21(2):4-8.

[77] 张彦琦,唐贵立,王文昌,等.重庆市卫生资源配置公平性研究[J].重庆医学,2008,37(2):131-133.

[78] 桑海云,姜宝法.山东省卫生资源配置的空间公平性分析[J].中国卫生事业管理,2008,27(12):798-799.

[79] 蒋辉.我国卫生资源配置公平性现状分析[J].惠州学院学报(自然科学版),2009,29(3):42-46.

[80] 崔志军,郑晓瑛.我国25省区卫生资源首位集中分析:兼议首位度方法在区域卫生资源配置公平性研究中的应用[J].人口与发展,2014,20(6):85-89.

[81] 蒋萌,李宏.基于"聚类分析"的医疗卫生资源配置地区公平性分析[J].中国管理信息化,2014,17(18):132-135.

[82] 沈迟,陶星星,董琬月,等.利用集中指数评价西安市卫生资源配置公平性[J].中国卫生政策研究,2015,8(1):69-73.

[83] 刘慧侠.转型期中国卫生资源配置公平性的实证检验[J].统计与决策,2012,2:112-114.

[84] 贺买宏,王林,贺加,等.我国卫生资源配置状况及公平性研究[J].中国卫生事业管理,2013,30(3):197-199.

[85] 张楠,孙晓杰,李成,等.基于泰尔指数的我国卫生资源配置公平性分析[J].中国卫生事业管理,2014,31(2):88-91.

[86] 张斌.卫生资源分配中的效率与公平[J].山东医科大学学报(社会科学版),1999,37(4):14-16.

[87] 何雪松,崔岩,曹建文.从配置优化角度来提高卫生资源利用效率[J].中国医院管理,2004,24(4):4-5.

[88] 罗乐宣,姚岚,陈渊清,等.我国城市社区卫生服务机构与医院的卫生资源利用效率比较[J].中国医院管理,2005,25(6):63-64.

[89] 李倩,陈辉,胡国善,等.1949—2003年湖北省卫生资源配置与利用效率的动态分析[J].中国卫生事业管理,2006,23(1):34-36.

[90] 周小健,姜管徐.基于DEA的卫生资源配置效率评价分析[J].现代预防医学,2010,20:3873-3875.

[91] 韦英婷,覃家盟,黄高明.运用RSR和DEA法评价广西卫生资源配置效率[J].中国卫生统计,2013,30(2):277-278,280.

[92] 李慧君,张建华.我国医疗卫生资源效率分析:基于两阶段的Malmquist-Tobit方法实证[J].中国卫生经济,2013,32(10):32-34.

[93] 张天懿. 计量经济学模型在卫生资源配置效率中的应用:以天津市为例[J]. 中国卫生资源,2013,16(3):171 - 173.

[94] 彭璞,伍林生. 基于 AHP 的重庆卫生资源投入产出效率分析[J]. 重庆医学,2015,44(14):1999 - 2001.

[95] 李志建,马进. 中国省际间卫生资源利用效率的实证研究[J]. 科技管理研究,2012,32(5):77 - 81.

[96] 李慧君,张建华. 我国医疗卫生资源效率分析:基于两阶段的 Malmquist - Tobit 方法实证[J]. 中国卫生经济,2013,32(10):32 - 34.

[97] 赵露,方鹏骞. 我国省域卫生资源利用效率的 Malmquist 跨期分析[J]. 中国卫生经济, 2013, 32(2):79 - 82.

[98] 赵临,张航,王耀刚. 基于 DEA 和 Malmquist 指数的我国省域卫生资源配置效率评价[J]. 中国卫生统计,2015,32(6):984 - 987.

[99] 露璐,汪洁 经济伦理学[M].北京:人民出版社,2014.

[100] 廖申白. 论西方主流正义概念发展中的嬗变与综合(上)[J]. 伦理学研究, 2003(1):69 - 74.

[101] 亚里士多德. 政治学[M]. 吴寿彭,译. 北京:商务印书馆,2009.

[102] 罗尔斯. 正义论[M]. 何怀宏,译.北京:中国社会科学出版社,1988.

[103] 何大昌. 公平与效率均衡及路径分析[D]. 南京:南京师范大学, 2002.

[104] 范里安. 微观经济学:现代观点[M]. 费方域,译. 7 版.上海:格致出版社, 2009.

[105] 亨德森. 健康经济学[M]. 向运华,钟建威,季华路,等译. 北京:人民邮电出版社, 2008.

[106] 富兰德,古德曼,斯坦诺. 卫生经济学[M]. 6 版.北京:中国人民大学出版社, 2011.

[107] WANG L. Determinants of child mortality in LDCs:empirical findings from demographic and health surveys[J]. Health Policy, 2003, 65(3):277 - 299.

[108] LICHTENBERG F R. Sources of U. S. longevity increase, 1960 - 2001[J]. Quarterly Review of Economics & Finance, 2004, 44(12): 369 - 389.

[109] 孟庆跃,杨洪伟,陈文,等. 转型中的中国卫生体系[M].日内瓦:世界卫生组织,2015.

[110] 国务院. 关于深化医药卫生体制改革的意见[OB/OL]. [2009 - 04 - 06]. http://www.sda.gov.cn/WS01/CL0611/41193. html.

[111] 金有豫. 聚焦国家基本药物制度[J]. 中国药房，2010,21(8):675 - 678.

[112] 程晓明,罗五金.卫生经济学[M].2 版.北京:人民卫生出版社,2011.

[113] 伏润民,常斌,缪小林.我国地区间公共事业发展成本差异评价研究[J]. 经济研究,2010,45(4):81 - 92.

[114] 成刚. 数据包络分析方法与 MaxDEA 软件[M]. 北京:知识产权出版社，2014.149 - 151.

[115] 郭庆旺,贾俊雪. 中国全要素生产率的估算:1979—2004[J]. 经济研究，2005,40(6):51 - 60.

[116] 成刚. 数据包络分析方法与 MaxDEA 软件[M]. 北京:知识产权出版社，2014.

[117] 何大昌. 公平与效率均衡及路径分析[D].南京:南京师范大学,2002.

[118] Chaudhry B, Wang J, Wu S, et al. Systematic review: impact of health information technology on quality, efficiency, and costs of medical care[J]. Ann Intern Med, 2006,144(10):742 - 752.

[119] CUNNINGHAM - MURIE C, REID M, FORRESTER T E. A comparative study of the quality and availability of health information used to facilitate cost burden analysis of diabetes and hypertension in the Caribbean[J]. West Indian Medical Journal 2008,57(4): 383 - 392.

[120] MILLERY M, KUKAFKA R. Health information technology and quality of health care: strategies for reducing disparities in underresourced settings[J]. Med Care Res Rev, 2010,67(5 suppl): 268 - 298.

[121] NGUYEN L, BELLUCCI E, NGUYEN L. Electronic health records implementation: an evaluation of information system impact and contingency factors[J]. Int J Med Inform, 2014,83(11):779 - 796.

[122] 彭艳,袁洪,黄志军. 强化病案管理在大型综合医院信息管理中的作用[J]. 图书馆,2008,01:122 - 123.

[123] 张越巍,巢仰云,曹红谊,等. 医院感染信息预警监测系统在医院感染管理中的作用[J]. 中华医院感染学杂志,2010,20(20):3168 - 3170.

[124] 梅卫玲,傅政,杨永丰. 医院感染管理信息系统在提升多药耐药菌管理质量中的作用[J]. 中华医院感染学杂志,2012,22(15):3293 - 3294

[125] 伦志坚,梁玉婵,朱洁梅,等. 信息化管理对医院感染上报依从性的持续

改善作用分析[J]. 中华医院感染学杂志,2014,24(21):5406-5408.

[126] 王静,张越巍,工韬,等. 信息化建设在医院传染病管理中的作用[J]. 中华医院感染学杂志,2015,25(21):4996-4998.

[127] 刘安平,魏二友,于智芬,等. 健康档案信息化管理在社区医疗保健中的作用[J]. 现代预防医学,2008,35(23):4607,4612.

[128] 陈华,樊川,邢星. 区域卫生信息资源共享对社区卫生服务发展的作用和影响[J]. 重庆医学,2009,38(13):1585-1586.

[129] 李玲,陈剑锋. 区域医疗信息化的作用效果识别研究——监管效应与医疗费用控制[J]. 苏州大学学报(哲学社会科学版),2014,35(4):10-14.

[130] 何武军,钱洁,许智慧. 信息学在突发公共卫生事件中的地位与作用[J]. 环境与职业医学,2004,21(S1):614-615.

[131] 徐寅峰,马丽娟,刘德海. 信息交流在公共卫生突发事件处理中作用的博弈分析[J]. 系统工程,2005,23(1):21-27.

[132] 陈虹,汪鹏,李刚荣,等. 数字化医院在应对突发公共卫生事件中的作用探讨[J]. 中国卫生事业管理,2010,27(11):735-737.

[133] 陈志,吴海倩,张义涛. 信息化管理在实施基本公共卫生和重大妇幼卫生服务项目中的作用[J]. 中国妇幼保健,2011,26(34):5294-5296.

[134] 赵秀竹. 信息化对农村卫生人力资源开发的影响[J]. 中国卫生经济,2009,28(6):51-53.

[135] 李长平,崔壮,马骏. 卫生信息化系统在医疗保障制度建设中的重要作用[J]. 中国卫生事业管理,2010,27(2):97-100.

[136] 李明子. 临床路径的基本概念及其应用[J]. 中华护理杂志,2010,45(1):59-61.

[137] 汤学军,王才有,孟群. 卫生信息标准工作进展及下阶段工作重点[J]. 中国卫生信息管理杂志,2013,10(1):40-42.